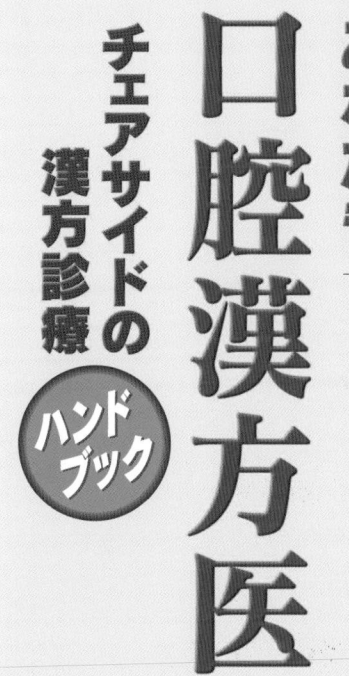

今日からあなたも 口腔漢方医

チェアサイドの漢方診療ハンドブック

歯科医師 王 宝禮
医師 王 龍三
著

医歯薬出版株式会社

This book was originally published in Japanese
under the title of :

KYOU-KARA ANATA-MO KOUKUU KANPOUI
— CHEA SAIDO-NO KANPOU SINRYOU HANDOBUCK
(Crash Course in Oral Kampo Medicine
— The Chinese medicine, chairside handbook of medical examination)

OH, Hourei
  Professor, Department of Pharmacology Matsumoto Dental University. DDS., Ph. D.
OH, Ryuzou
  Director OH Clinic

© 2006 1st ed.

ISHIYAKU PUBLISHERS, INC.
  7-10, Honkomagome 1 chome, Bunkyo-ku,
  Tokyo 113-8612, Japan

はじめに

　日進月歩，漢方医学はその有効性が次々と解明されるようになりました．既に大学教育においても国内の医学部の8割以上で漢方教育がカリキュラムに採用されています．私の松本歯科大学においても数年前より歯科薬理学の講義で漢方医学を歯学部学生に教えています．学生たちは，いつも目を輝かせながら，漢方に興味を覚えています．

　漢方医学は，一人ひとりの体質や特徴を重視し，心と身体は一体であることを前提に，身体全体の調和を図ることに重点を置いた全人的医療であります．つまり，西洋医学が病気の原因をみつけ，それを取り除く治療と考えた場合，漢方医学はもっと大きく，身体全体の問題として扱います．

　近年，口腔疾患である口腔粘膜異常，口腔乾燥症，舌痛症，味覚障害などを訴える患者が多くなったように思われます．これらの疾患に対して多岐にわたる治療法がありますが，漢方医学の知識，技術がありますと，治療の幅が広がります．一方，多くの漢方の専門書を書店でみるようになりましたが，口腔疾患に対する漢方治療の本はあまり目にしないように思えます．

　本書は，口腔疾患をターゲットにした漢方の入門書です．本書を手にした医師・歯科医師・薬剤師がクリニックで，チェアサイドで有効に患者様へ漢方薬を活用されることを望みます．

　本書を発行するにあたって，株式会社ツムラのスタッフの皆様にご教示を，大学院生の田村　集君，藤井惠子さんにご協力を賜りました．そして本書に素晴らしい推薦文をいただいた日本東洋医学会理事の佐藤祐造教授，日本東洋歯科医学会前会長の岡村興一博士に，この場を借りて厚く御礼を申しあげます．

　末筆ながら，本書を購入された方には著者として最大の感謝を捧げます．

2006年夏

歯科医師　王　宝禮
医　　師　王　龍三

推薦のことば

「口腔漢方医学の入門書」として最適

　現在，漢方薬は国民の間に広く普及し，日本の医療にとってなくてはならない存在である．漢方医学は，現代医学を補うばかりでなく，医学を発展させる未来ある医学でもある．

　近年，文部科学省から諮問を受けた医学医療懇談会が，医療教育におけるプログラム研究開発事業においてモデルとしてコア・カリキュラムを策定し，その中に漢方についての項目が設定された．医学部教育の現場では，漢方医学が加速して普及している．

　このように，漢方医学の臨床や教育を取り巻く状況の中で，入門書の必要性が叫ばれ，㈳日本東洋医学会の学術教育委員会がその総力を結集して編纂したのが，『入門漢方医学』（南江堂2002年刊）である．発刊後，私が同委員会委員長（当時）として編集に携わったことから，私のもとに次回改定時には口腔内疾患について加筆してほしいという希望が相次いだ．特に，歯科の分野の先生方からの強い要望があった．

　本書『今日からあなたも口腔漢方医―チェアサイドの漢方診療ハンドブック―』は，口腔粘膜疾患，口腔心身症，疼痛を伴う疾患，歯周疾患，口腔癌を中心に口腔疾患に対して漢方薬を用いた治療法が簡潔，明瞭に書かれている．口腔疾患に対応する本格的な漢方医学の入門書である．また，著者である歯科医師・王　宝禮先生と医師・王　龍三先生が，長年の臨床経験と口腔疾患に関する最新の文献を収集し，EBMを伴った最新の力作でもある．おそらく，医師と歯科医師の共著による漢方の専門書の誕生は初めてのことと思う．さらに，王　宝禮先生は松本歯科大学の歯科薬理学の講義において東洋医学のカリキュラムを加え歯学部生に漢方医学を教授され，教育面でも抜群のご活躍をされている．

　本書が，医師と歯科医師が連携をとり，最新の東洋医学（漢方医学）の普遍化，標準化への新たなる第一歩となることを心より期待する．

2006年7月吉日
　　　日本東洋医学会理事・東海支部長，
　　　愛知学院大学教授，名古屋大学名誉教授

　　　　　　　　　　　　　　　　　　　　　　　　　　　　佐藤　祐造

推薦のことば

口腔領域への漢方療法の考え方，治療法が解りやすい書

　社会構造が複雑になってきたことと関連して疾病構造も多様化してきている．欧米の考え方の枠組みにある特定病因論だけでは解決困難な疾患が多くなり，口腔疾患も，断片臓器の問題として治療するにとどまらず，その個体を取り巻く外部環境をも含む，全体（全身）的視野をもった複雑系としてのアプローチが必要となってきた．東洋医学の基本的な考え方の中には，断片化され孤立した"歯学"とか"歯科"という捉え方は無く，口腔はあくまで全身（全体）と有機的に関連する"動的領域"とみる．従来の精緻で高度化された歯科医療技術を生かしながら，人体における口腔の役割や位置付けを，伝統医学にある生命観・疾病観を通じて新たな医療モデル（口腔ケアモデル）を構築する必要があると思う．

　このたび歯科薬理学の教授という立場から王 宝禮先生が，医師の王 龍三先生と共著で口腔領域の漢方入門書を発刊する運びとなったと聞き，まさに時機を得た快挙として本書の推薦をさせていただきたいと思う．歯科・口腔領域への具体的な漢方療法の考え方および治療法が解りやすく丁寧簡潔に書かれている．

　東洋医学に関心のある全国の歯科医師が大同団結し設立された日本歯科東洋医学会は，近代歯科医学と伝統医学の共生を図る唯一の学会として今年で24年目を迎える．歯科臨床家の地道な努力の積み重ねにより，「歯科鍼灸」に始まり「歯科（口腔）漢方」およびその他東洋医学関連領域の臨床応用と研究成果が蓄積されてきている．王教授とは本学会活動の中で6年前にお会いしたのが最初であったと思う．小生が15年前に浅学菲才を省みず『歯科漢方（システム口腔漢方医学）』という拙書を発刊させて頂いたが，現在の歯科医療を取り巻く状況に鑑み新たな入門書の必要性を強く感じていたところだけに，本書に期待するところは大である．

　医科と歯科，西洋医学と東洋医学（漢方医学），そして大学の教育研究と臨床家の実践研究の架け橋的存在として，八面六臂の活躍をしている王教授の考え方の背景にある口腔内科的発想の歯科医師必要論は大いに共感するところであり，今後の活躍も期待したいと思う．

2006年7月吉日
　　日本歯科東洋医学会前会長・温州医科大学客員教授
　　オカムラ歯科医院院長

　　　　　　　　　　　　　　　　　　　　　　　　岡村　興一

はじめに……………………………………………… iii
推薦のことば…………………………………………… iv

総論　漢方の考え方―― 1
漢方医学とは…………………………………………… 2
漢方薬とは……………………………………………… 3
漢方薬の正体…………………………………………… 5
「証」の概念…………………………………………… 6
　①虚・実……………………………………………… 6
　②陰・陽……………………………………………… 7
　③気・血・水………………………………………… 7
漢方診療の進め方……………………………………… 8
本書による漢方投薬法………………………………… 9
漢方薬投与方法の実際………………………………… 11
　1. 用法と用量 ……………………………………… 11
　2. 効果と判定 ……………………………………… 11
　3. 漢方薬の飲み方 ………………………………… 11
　4. 食前投与の理由（漢方的理由） ……………… 12
　5. 漢方薬の服用方法 ……………………………… 12
　6. 医療用漢方製剤の添付文書の「一般的注意」… 12
漢方の副作用と相互作用……………………………… 13
　1. 漢方の副作用 …………………………………… 13
　　　①間質性肺炎…14，②偽アルドステロン症…14，
　　　③ミオパシー…14
　2. 重篤な副作用を早期に発見するために ……… 15
　　　①間質性肺炎…15，②肝機能障害…15，
　　　③低カリウム血症・横紋筋融解症…15
　3. 相互作用で注意を要する漢方と生薬 ………… 15
　　　①甘草（かんぞう）…15，②麻黄（まおう）…16，③附子（ぶし）…16，④桔梗（ききょう）…16，⑤人参（にんじん）…16，⑥大黄（だいおう）…16

4. 漢方薬(生薬)における有害作用と使用上の注意 …………………………… 17
　①麻黄(まおう)…17, ②甘草(かんぞう)…17, ③大黄(だいおう)…17, ④附子(ぶし)…17, ⑤人参(にんじん)…17, ⑥地黄(じおう)…18, ⑦桃仁(とうにん)…18, ⑧芒硝(ぼうしょう)…18
5. 漢方薬と西洋薬との相互作用 ……………………………………………… 18
　①抗生物質との相互作用…18, ②ステロイド剤との相互作用…18
6. 病名処方あるいは対症療法として繁用される漢方製剤 ………………… 19

疾患編　漢方処方 ──────────────── 21

口内炎への漢方処方 ……………………………………………………… 22
　漢方薬の選択 …………………………………………………………… 22
　口内炎の漢方処方フローチャート ………………………………… 22
　口内炎生薬作用表 ……………………………………………………… 23

口腔乾燥症への漢方処方 ……………………………………………… 26
　漢方薬の選択 …………………………………………………………… 26
　口腔乾燥症の漢方処方フローチャート …………………………… 26
　口腔乾燥症生薬作用表 ………………………………………………… 27

味覚異常への漢方処方 ………………………………………………… 28
　漢方薬の選択 …………………………………………………………… 28
　味覚異常の漢方処方フローチャート ……………………………… 28
　味覚異常生薬作用表 …………………………………………………… 29

口臭への漢方処方 ……………………………………………………… 30
　漢方薬の選択 …………………………………………………………… 30
　口臭の漢方処方フローチャート …………………………………… 30
　口臭生薬作用表 ………………………………………………………… 31

舌痛症への漢方処方 …………………………………………………… 32
　漢方薬の選択 …………………………………………………………… 32
　舌痛症の漢方処方フローチャート ………………………………… 33
　舌痛症生薬作用表 ……………………………………………………… 34

顎関節症への漢方処方 ………………………………………………… 36
　顎関節症の病型分類 …………………………………………………… 36

漢方薬の選択··36
　　顎関節症の漢方処方フローチャート·······················37
　　顎関節症生薬作用表··37
抜歯処置に使用する漢方処方································40
　　抜歯処置の漢方処方フローチャート·······················40
　　抜歯時に関連する生薬作用表································41
歯周疾患への漢方処方··42
　　漢方薬の選択··42
　　歯周疾患の漢方処方フローチャート·······················43
　　歯周疾患への生薬作用表·····································43
口腔癌への漢方処方···44
　　漢方薬の選択··44
　　口腔癌の漢方処方フローチャート··························44
　　口腔癌生薬作用表··45

使用方剤一覧··47
1. 茵蔯蒿湯（いんちんこうとう：口内炎）…48，2. 温清飲（うんせいいん：歯周炎，口内炎）…48，3. 黄連解毒湯（おうれんげどくとう：味覚異常，歯周炎，口内炎，口臭）…49，4. 黄連湯（おうれんとう：口内炎，口臭）…49，5. 葛根湯（かっこんとう：歯周炎，口内炎，顎関節）…50，6. 加味逍遙散（かみしょうようさん：舌痛症，顎関節）…50，7. 甘麦大棗湯（かんばくたいそうとう：顎関節）…51，8. 桔梗湯（ききょうとう：抜歯）…51，9. 桂枝加朮附湯（けいしかじゅつぶとう：舌痛症，口内炎，口腔乾燥，顎関節）…52，10. 香蘇散（こうそさん：口内炎）…52，11. 五苓散（ごれいさん：抜歯，口内炎，口腔癌，口腔乾燥）…53，12. 柴胡加竜骨牡蛎湯（さいこかりゅうこつぼれいとう：味覚異常）…53，13. 柴胡桂枝乾姜湯（さいこけいしかんきょうとう：味覚異常）…54，14. 柴胡桂枝湯（さいこけいしとう：抜歯）…55，15. 柴朴湯（さいぼくとう：味覚異常，舌痛症，口内炎，顎関節）…55，16. 柴苓湯（さいれいとう：口内炎）…56，17. 滋陰降火湯（じいんこうかとう：口腔乾燥）…57，18. 芍薬甘草湯（しゃくやくかんぞうとう：顎関節）…58，19. 十全大補湯（じゅうぜんたいほとう：抜歯，歯周炎，口内炎，口腔癌，口腔乾燥）…58，20. 十味敗毒湯（じゅうみ

はいどくとう：歯周炎，口内炎）…59，21. 小柴胡湯（しょうさいことう：抜歯，口内炎）…59，22. 大柴胡湯（だいさいことう：歯周炎）…60，23. 当帰芍薬散（とうきしゃくやくさん：舌痛症）…61，24. 人参養栄湯（にんじんようえいとう：口腔癌）…61，25. 排膿散及湯（はいのうさんきゅうとう：歯周炎）…62，26. 麦門冬湯（ばくもんどうとう：口内炎，口腔乾燥）…63，27. 八味地黄丸（はちみじおうがん：口腔乾燥）…63，28. 半夏厚朴湯（はんげこうぼくとう：味覚異常，口臭）…64，29. 半夏瀉心湯（はんげしゃしんとう：味覚異常，舌痛症，口内炎，口臭）…65，30. 白虎加人参湯（びゃっこかにんじんとう：味覚異常，口内炎，口腔癌，口腔乾燥）…65，31. 補中益気湯（ほちゅうえっきとう：歯周炎）…66，32. 六君子湯（りっくんしとう：味覚異常，舌痛症，口臭，口腔乾燥）…67，33. 立効散（りっこうさん：抜歯，舌痛症，口内炎，口腔癌）…67

生薬成分表 …69

1. 茵蔯蒿（いんちんこう）…70，2. 黄耆（おうぎ）…70，3. 黄芩（おうごん）…71，4. 黄連（おうれん）…71，5. 黄柏（おうばく）…71，6. 遠志（おんじ）…72，7. 葛根（かっこん）…72，8. 滑石（かっせき）…73，9. 栝楼根（かろこん）…73，10. 乾姜（かんきょう）…73，11. 甘草（かんぞう）…74，12. 桔梗（ききょう）…75，13. 枳実（きじつ）…75，14. 荊芥（けいがい）…75，15. 桂皮（けいひ）…76，16. 香附子（こうぶし）…76，17. 粳米（こうべい）…77，18. 厚朴（こうぼく）…77，19. 呉茱萸（ごしゅゆ）…77，20. 五味子（ごみし）…78，21. 柴胡（さいこ）…78，22. 細辛（さいしん）…79，23. 山楂子（さんざし）…79，24. 山梔子（さんしし）…79，25. 山茱萸（さんしゅゆ）…80，26. 山椒（さんしょう）…80，27. 山薬（さんやく）…80，28. 地黄（じおう）…81，29. 芍薬（しゃくやく）…81，30. 生姜（しょうきょう）…81，31. 小麦（しょうばく）…82，32. 升麻（しょうま）…82，33. 辛夷（しんい）…83，34. 石膏（せっこう）…83，35. 川芎（せんきゅう）…83，36. 蒼朮（そうじゅつ）…84，37. 蘇葉（そよう）…84，38. 大黄（だいおう）…84，39. 大棗（たいそう）…85，40. 沢瀉（たくしゃ）…85，41. 知母（ちも）…86，42. 猪苓（ちょれい）…86，43. 陳皮（ちんぴ）…86，44. 天門冬（てんもんどう）…87，45. 当帰（とうき）…87，46. 桃仁（とうにん）…87，47. 独活（どっかつ）…88，48. 人参（にんじん）…88，49. 麦門冬（ばくもんどう）…89，50. 薄荷（はっか）…89，51. 半夏（はんげ）…89，52. 白朮（び

ゃくじゅつ）…90, 53. 茯苓（ぶくりょう）…90, 54. 附子（ぶし）…90, 55. 防已（ぼうい）…91, 56. 防風（ぼうふう）…91, 57. 樸樕（ぼくそく）…92, 58. 牡丹皮（ぼたんぴ）…92, 59. 牡蛎（ぼれい）…92, 60. 麻黄（まおう）…93, 61. 薏苡仁（よくいにん）…93, 62. 竜骨（りゅうこつ）…93, 63. 竜胆（りゅうたん）…94

COLUMN

私の視点……………………………………………………………………20
漢方医学と中医学の違いは何ですか？……………………………25
漢方薬は健康食品か？……………………………………………35
瀉下作用を示すもの………………………………………………35
妊婦に避けるべき生薬……………………………………………35
舌診…………………………………………………………………39
歯科における漢方…………………………………………………68

あとがき……………………………………………………………95

総論

漢方の考え方

漢方の考え方

General Statement

Concept for Traditional Chinese Medicine

漢方医学とは

「漢方」とは，日本における中国系伝統医学の総称であり，その名称は，江戸中期にヨーロッパ系医学との対比において，在来の日本の医学を「漢方」すなわち，「漢に起源をもつ医学」と呼んだことに始まる．漢方医学の基本には「良医は未病を治す」という言葉がある．「未病」とは「健康と病気の間」を指し，西洋医学では病気と診断されないものも漢方では対処法があると考えられている．未病の治療は，生活改善・体質改善を促し，発症を遅らせたり，進行を遅らせ，生体がもっている回復力や免疫力を高めることにある．

また，「東洋医学」と「西洋医学」の違いを一言で述べれば，現代医学を始めとする西洋医学は分析的・機械的・抽象的・普遍的・客観的であるのに対して，東洋医学は総合的・人間的・具象的・個人的・主観的傾向の強い医学であるということができる（図1）．例えば大学病院を受診する際に，まず病院の受付で，どの科を受診すべきか迷ったという経験はないであろうか．大学病院や大病院などでは，診療はいわゆる"縦割り"によって行われ，臓器ごとに診療科が分かれている．さらに内科・外科・整形外科などの下に，同じ内科でも循環器科・呼吸器科・消化器科・神経内科などと細分化されている．循環器科でも，不整脈を扱う部門と，虚血性心疾患を扱う部門に分かれていたりする．

一方，「漢方医学」は初めから治療医学として発展してきた．基礎となったものは臨床経験の集積であり，理論的支柱となったのは自然哲学であった．したがって漢方には，現代医学における意味での基礎医学はない．そこで基礎に置かれるのは，「患者

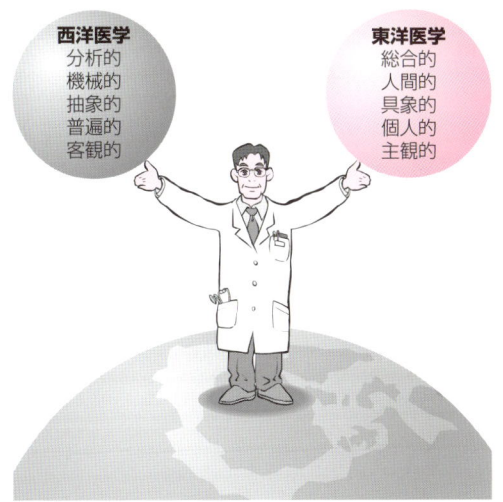

図1 東洋医学と西洋医学の違い

と医療者」という具象的・現実的な関係性の世界であった．そして，どのような場合にどのような治療措置を取ればよいかを具体的に追究すること，その経験を集積していくことに全エネルギーを傾倒してきたといってよい．患者-医療者の関係には人格的結合の必要性が強調され，精神・身体を一丸とした全人的治療が模索されてきたという歴史をもつものが漢方医学である[3, 4].

漢方薬とは

　生体は恒常性を保って生きていることから，拮抗成分が体内に共存していると考えるのが普通である．例えば，私達の生体内ではアドレナリンとアセチルコリンがバランスをとって生きているように，必ず生体系には拮抗系があり，拮抗成分をもっている．すなわち，生体の機能を維持するために，互いに作用を打ち消し合い安全に働くこともあれば，生体の側からみればそのとき不足している成分の作用が求められ，感受性の高いものから効果が前面に出てくる．漢方薬は，漢方医学に基づき，生薬を組み合わせて処方された薬物（漢方処方）であり，生体の機能を維持するために，生体に合わせてくれるような側面をもつ薬物であるといえる．

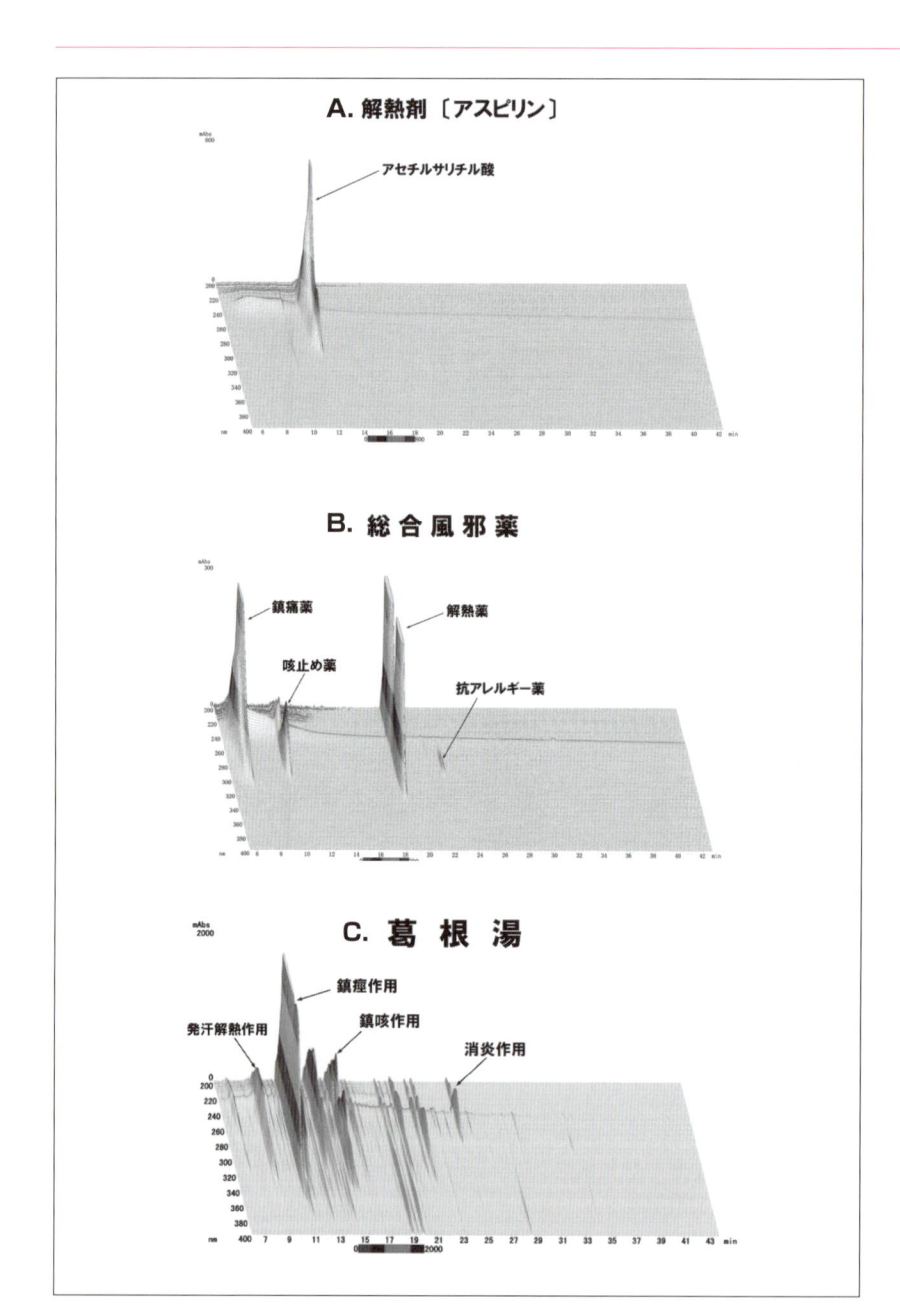

図2 漢方薬は多成分系薬物である
㈱ツムラより資料提供

漢方薬の正体

　漢方薬は，多成分系の薬物であり，植物，一部の動物と鉱物とを組み合わせたものである．つまり，多くの成分が含まれるというわけであり，口から服用すると野菜スープのようなものなので，消化液で代謝される成分をかなり含んでいる．胃酸で壊れるもの，腸内細菌によって代謝を受けるもの，また吸収されずにそのまま排泄されてしまう成分もある．また，多数の薬物が混在するので，複数の病態に同一の処方で対応できることが少なくない．すなわち，病名が違っても同じ漢方薬が有効な場合がある．さらに，未知の薬理効果が期待できる．これによって，難病に対する治療効果の期待がある．以上の点から，漢方薬の有用性，安全性を考えるうえでの一つの要点となっている．また，漢方薬は本来加熱水抽出を行うが，現代では大量生産の手法によりエキス製剤化されている．

　図2は，アミノ酸分析器によって成分解析が行われた3種類の薬物のデータである．

　図2Aは，西洋薬の解熱薬アスピリンである．ピークは1本であり，アセチルサリチル酸である．

　図2Bは，西洋薬の総合風邪薬であり，ピークがいくつかあり，それぞれ痛みを和らげる，熱を下げる，咳を止める，鼻水を止めるものである．このように西洋薬は，成分と薬効が1対1であることがわかる．

　一方，図2Cは漢方薬で，風邪薬で有名な「葛根湯」である．複数のピークがみられる．それぞれのピークに薬効があり，相互作用によって疾患に対応していく．

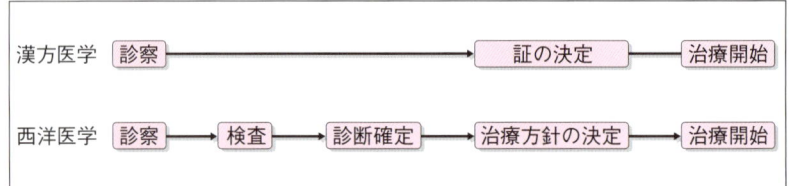

図3　漢方医学と西洋医学の診療方法の比較

「証」の概念

　西洋医学が，細菌学の発達により細菌を対象とした予防と治療に専念し，また他覚的所見を重視し精細な検査のデータを基にして病名を重要視するのに対し，漢方医学は，人間をグローバルにとらえ，個人の体質を改善して病気を予防しようとする方法（未病を治す）を採り，診療に際しては患者の自覚症状を重んじ，症候をつぶさに観察し「証」を決定して治療に直結させる方法を採っている（図3）．

　「証」とは，ある病態に際して出現する複数の症状の統一概念である．この点において，西洋医学の「症候群」という考えに類似している．しかし西洋医学の「症候群」と漢方でいうところの「証」との違いは，症候群の場合は，それが診断すなわち病名の決定に際して重要な役割は演じるが，ただちに治療法の指示にまでつながるものではない．それに対して漢方の「証」は，決定に際しては患者の個人的な事情も十分考慮されるしくみになっていて，それが直ちに治療法の指示でもあるという点において大きな違いがある．

　漢方診断の基本は「証」を導き出すことにある．すなわち，漢方独特の種々のパラメーターで病気をとらえる．その代表が，陰・陽，虚・実，気・血・水という3つのパラメーターである．そして，パラメーターを総合的に判断して，治療方針を決定し，「証」を導き出し，具体的な生薬や処方を指示する．

①虚・実

　虚・実はその一つに，病気に対する抵抗力の強弱を示す概念として「虚・実」がある．抵抗力が盛んに発揮されているのが「実」，弱まっているのが「虚」である．そして，この抵抗力の強弱は，平素の体質・体力・体格等によってその差が表われることが多いのである．

②陰・陽

　陰・陽は，生体の機能や体質を把握するための，いわゆる生命反応の評価スケールと考えられている．急性疾患を例にとってみると，「陰」を「寒」，「陽」を「熱」と読み替えると理解しやすいと思う．ここでいう「寒」，「熱」とは，いわゆる体温計で計測される数値を意味するのではなく，自覚的な「寒け」や「熱感」のことを指す．「寒」は悪寒，新陳代謝の異常低下，神経系機能の低下を意味する．

③気・血・水

　気・血・水は，生体の生理的な状態を表わす概念である．「血」は血管内においてはひとつのユニットとして体の中を巡っていると考えられている．そして，「気」と「水」は血管外にも出て生理機能を果たしている．「気」は漢方では生体全体の機能を正常に保つ働きをもつエネルギーのようなものと考えられている．

　一般に「気」の異常は，体内諸器官の機能が失調している状態や精神神経系の異常，心と体を結ぶ機能の異常を指している．「血」は，血液および血行や皮膚を潤す作用など，血液が有する機能全般を指している．「水」は血液以外の体液およびその機能を指している．そして，その異常は，体液の流れになんらかの異常が起きている状態あるいは水の分布異常を指し，一般に「水毒」という．代表的な症状としては，浮腫・めまい・悪心・下痢・脱水・くしゃみ・鼻水などがあげられる．

漢方診療の進め方

　漢方診療の基本は，4つの診断項目からなる「四診」といわれる診断法で患者からの情報を集め，陰・陽，虚・実，気・血・水の3つのパラメーターとで，総合的に判断する．

四診
① 望診（視覚的）：肉付き，骨格，顔色・皮膚の艶
　　（貧血，リンパ節の腫脹，甲上腺腫大，舌の所見）
② 聞診（臭覚的，聴覚的）：音声，呼吸音，お腹の鳴音，体臭，口臭
③ 問診：主訴，症状に関する生きた言葉を引き出す
④ 切診（触診）：脈診，腹診，腹部所見

3つのパラメーター
① 陰・陽：生命反応の性質（寒熱）
② 虚・実：抵抗力の強弱
③ 気・血・水：生理的な因子

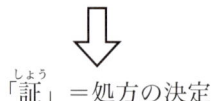

「証」＝処方の決定

本書による漢方投薬法

四診(ししん)

■虚実を目安とした処方決定のための質問表の実施

虚実判定スコア

虚証質問項目	チェック項目	点数	実証項目	チェック項目	点数
虚弱型	○・×	2	闘士型	○・×	0
脂肪質	○・×	1	筋肉質	○・×	0
顔色：白色または蒼白	○・×	1	顔色：赤ら顔	○・×	0
皮膚の状態：色つやが悪い	○・×	1	皮膚の状態：色つやが良い	○・×	0
筋肉・腹筋：軟弱	○・×	1	筋肉・腹筋：硬く張りがある	○・×	0
声の状態：弱々しい	○・×	1	声の状態：力強い	○・×	0
1度にたくさん食べられない	○・×	1	たくさん食べられる	○・×	0
食事が抜けない	○・×	1	1度くらい抜いても平気	○・×	0
味にうるさい	○・×	1	味にうるさくない	○・×	0
便通：1日1回以上	○・×	1	便通：1日1回以下	○・×	0
軟便〜下痢傾向	○・×	1	大便が硬く出にくい	○・×	0
下剤を用いると気持ちが悪い	○・×	1	下剤を用いると下って爽快	○・×	0
無気力で疲れやすい	○・×	1	元気がよく徹夜も平気	○・×	0
汗をかきやすい	○・×	1	汗をかきにくい	○・×	0
寝汗をかきやすい	○・×	1	寝汗はかかない	○・×	0
四肢が冷える	○・×	1	のぼせやすい	○・×	0
肩がこらない	○・×	1	肩がこる	○・×	0
暖かい飲み物を好む	○・×	1	冷たい飲み物を飲む	○・×	0
不眠傾向がある	○・×	1	不眠傾向はない	○・×	0

合計点　点

虚証に相当する19項目のそれぞれを点数化し、合計点とする．
実証タイプ：0〜8点，中間証タイプ：9〜12点，虚証タイプ：13〜20点として判断する．

（水野　修一著：現代漢方医学入門．現代出版．改変引用）

フローチャートによる虚実判定

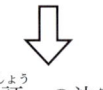

「証（しょう）」の決定

口腔内の症状に対応する漢方フローチャートによる方剤の決定
（TJとはツムラ医療用漢方製剤の該当製品番号である）

漢方薬の決定

投与量，投与期間，効果効能，西洋薬の併用効果，副作用の強弱の確定と説明

投薬

（参考資料）　ツムラ医療用医薬品　添付文書集
　　　　　　　ツムラ医療用漢方製剤
株式会社ツムラ　お客様相談窓口　℡ 03-3221-9700
電話受付時間　平日9：00〜17：45（弊社休業日は除く）
ツムラホームページ　http://www.tsumura.co.jp/

　漢方薬の副作用や他薬との併用についての質問は，上記「お客様相談窓口」を利用

漢方薬投与方法の実際

1. 用法と用量

　用法および用量として「通常，成人1日7.5gを2～3回に分割し，食前または食間に経口投与する．なお，年齢，体重，症状により適宜増減する」．また，2002年4月1日から医療用漢方製剤全品目が長期投与可能になっている．

2. 効果の判定

　急性疾患の場合，できるだけ短期間でその変化に応じて薬を変えていく，というのが漢方薬の急性病の治療の原則である．

　慢性疾患の場合，2週間を基本と考える．もちろん3週間や1ヵ月も不可能ではないが，やはり保険診療という立場上2週間が一つの区切りとなる．2週間でどういう変化があったのか，少しでも良い変化があれば，継続していくことを基本とする．

　慢性疾患の場合，3週間位では，おおよそ変化してくる．もし，3週間ないしは1ヵ月経っても病気に変化がない場合は，その時点で薬を変更する．つまり「証」をもう一度検討することになる．

　また，処方の際には，西洋薬と同様，他剤との併用による副作用や，その他の副作用・副反応を考慮しなければならない．

3. 漢方薬の飲み方

　漢方薬は1日量を2～3回に分けて食間（食事と食事の間の空腹時）または食前1時間から30分位の空腹時に服用する．

　子供の用量は厚生労働省の指導で，2歳以下は大人の用量の1/4以下，2歳から4歳までが1/3，4歳から7歳までが1/2，7歳から15歳までが2/3とされている．

4. 食前投与の理由（漢方的理由）

◆医食同源：「薬」と「食べ物」は同じである．

薬　　⇒急性症状を治すもの

食べ物⇒慢性症状を治すもの（生活の維持）

◆先急後緩：「先に急性症状」を治してから，「後に慢性症状」の治療を行う．

5. 漢方薬の服用方法

① 一般に微温湯にて服用するのがよい．

② 悪心・嘔吐のある場合，あるいは吐血，喀血などの出血傾向がある場合には冷服するとよい（五苓散，黄連解毒湯など）．

③ 食前に服用して胃腸障害を呈した場合には，食後に服用してもよい．

④ 便秘の頓服，不眠の薬，軽度の初期の風邪の場合は，就寝前に服用するとよい．

⑤ 風邪などで発汗・解熱をさせるときには熱いお湯（100cc湯飲み八分目）に溶かし服用するのがよい（葛根湯，麻黄湯，桂枝湯など）．

⑥ 寒証の患者が温熱薬を服用するときも熱いお湯に溶かして服用するのがよい．

⑦ 湯飲みにエキス顆粒と少量の水かお湯を入れ，電子レンジで加熱すると溶けやすい．

6. 医療用漢方製剤の添付文書の「一般的注意」

> 本剤の使用にあたっては，患者の証（体質・症状）を考慮して投与すること．なお，経過を十分に観察し，症状・所見の改善が認められない場合には，継続投与を避けること．

となっている．

漢方の副作用と相互作用

1．漢方の副作用

　漢方ブームの一因として,「漢方薬には副作用がない」という安全神話があったように思われる．しかし数年前にも小柴胡湯による間質性肺炎の副作用の記事が新聞を賑わせたことは記憶に新しい（**図1**）．厚生労働省薬務局で発表される医薬品副作用情報によると，漢方薬にも副作用が意外と多いことに気づく．中には，漢方薬が適正に使用されなかったため，すなわち「証」に従って用いられたのではない結果として好ましくない作用が出てしまったのではないか，という疑問が残る症例があるのも事実である．その場合には漢方本来のもつ使用法に準じて正しく使うことにより，ある程度は避けることができる．漢方薬の誤用による副作用は1週間以内に出現するといわれる．

　重篤な副作用には，間質性肺炎，偽アルドステロン症，ミオパシーがある．

1．警告
【警告】
① 本剤の投与により，間質性肺炎が起こり，早期に適切な処置を行わない場合，死亡等の重篤な転帰に至ることがあるので，患者の状態を十分観察し，発熱，咳嗽，呼吸困難，肺音の異常（捻髪音），胸部X線異常等があらわれた場合には，ただちに本剤の投与を中止すること．
② 発熱，咳嗽，呼吸困難等があらわれた場合には，本剤の服用を中止し，ただちに連絡するよう患者に対し注意を行うこと．
（「重大な副作用」）

2．禁忌
【禁忌（次の患者には投与しないこと）】
① インターフェロン製剤を投与中の患者
② 肝硬変，肝癌の患者（間質性肺炎が起こり，死亡等の重篤な転帰に至ることがある．）
③ 慢性肝炎における肝機能障害で血小板数が10万/mm³以下の患者

> （肝硬変が疑われる．）
> 3. 相互作用
> 【併用禁忌（併用しないこと）】
> ① 薬剤名等：インターフェロン製剤（インターフェロン-α，β）
> ② 臨床症状・措置方法：間質性肺炎があらわれることがある．（「重大な副作用」）
> ③ 機序・危険因子：機序は不明．

図1　小柴胡湯（しょうさいことう）の使用上の注意

①間質性肺炎

　肺胞壁（間質）に炎症が起きる病気を総称して「間質性肺疾患」と呼び，この中でも線維化を起こしやすい病気を特に間質性肺炎と総称する．症状として，肺コンプライアンスの低下による肺活量の低下，酸素吸収効率の低下，息苦しさ，呼吸困難，息切れ，痰を伴わない乾性咳嗽などがある．

②偽アルドステロン症

　偽アルドステロン症は，アルドステロン（副腎より分泌されるホルモン）が過剰分泌していないにもかかわらず，あたかも過剰分泌しているかのような症状を示し，高血圧，浮腫，高ナトリウム血症，低カリウム血症などの症状が見られる．初期症状として，手足のしびれ，筋肉痛，全身のだるさ，疲れやすさ，脱力感（手足に力が入らない感じ）などが現れる．グリチルリチンを含む医薬品の副作用として本症を発することが多く，甘草にはグリチルリチンを多量に含むので，複数の方剤の併用時には使用量を注意する．

③ミオパシー

　筋肉の弛緩・筋力低下・四肢麻痺などの症状を示し，初期症状は脱力感・四肢のケイレン・麻痺・歩行障害などから始まることが多く，躯幹に近い四肢筋群や下肢・躯幹筋に筋力低下・筋萎縮を認めることが多い．原因として，蛋白異化作用，カリウム排泄の促進作用によることが考えられており，低カリウム血症が引き起こされる．低カリウム血症は，血清カリウム値($3.5\text{mEq}/\ell$以下)で発症する．

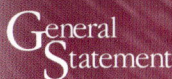

2. 重篤な副作用を早期に発見するために
①間質性肺炎
- すべての薬剤で「間質性肺炎」は発症するとの認識が必要．
- 感冒様症状（乾性咳嗽・発熱・呼吸困難）を見逃さない．
- 間質性肺炎では，特に「呼吸困難」（息切れ）の出現が特徴．
- 薬剤の服用を速やかに中止し，医師の診断を受ける（胸部 X 線 PaO2）．

②肝機能障害
- 全身倦怠感・発熱・黄疸等の急性肝炎様症状を見逃さない．
- 薬剤性肝機能障害では自覚症状が発現しない場合がある．

③低カリウム血症・横紋筋融解症
- 脱力感・四肢麻痺が出現した場合は，低カリウム血症を疑う．
- 筋症状が出現した場合，ミオグロビン尿（赤褐色〜暗褐色）の有無を確認．

3. 相互作用で注意を要する薬方と生薬
①甘草（かんぞう）

甘草は多くの方剤中に含まれているので，副作用の起こる確率が高い．副作用として高血圧，浮腫，低カリウム血症などがある．甘草成分の含有方剤の処方を中止することで速やかに改善され，場合によりカリウム製剤，スピロノラクトンの投与が行われる．1日量 2.5〜3g 以上の摂取は控える（グリチルリチンとして 75〜150mg 以下）．特に高齢者や腎機能の低下がみられる患者では注意が必要である．副作用発現時期は通常 3 ヵ月以内とされているが，10日以内から数年を要している例も報告されている．漢方エキス製剤を 2 剤以上併用する場合やグリチルリチン配合剤を併用されている場合には注意が必要．

グリチルリチン酸を含有する製剤との併用や，ループ利尿薬（フロセミド，エタクリン酸）サイアザイド系利尿剤など「カリウムイオンの排出促進効果のある薬剤」との併用は避ける．また，甘草・グリチルリチンは，多くの一般用医薬品，保険機能食品，のど飴，仁丹，チューインガムなどにも含有されてい

るので，患者が日常に摂取している食品についても十分注意する．

②麻黄（まおう）

エフェドリン含有製剤，カテコールアミン製剤（エピネフリン，ノルエピネフリン，ドパミン），モノアミン酸化酵素阻害剤（抗うつ薬＝サフラジン，イプロニアジド），キサンチン製剤（強心薬＝カフェイン，アミノフィリン），甲状腺ホルモン剤との併用で　動悸，発汗過多，脱力感，頻脈，不眠，興奮，尿閉，排尿障害，食欲不振，血圧上昇，が生じる．1日最大分量4g．麻黄は胃腸障害を誘発する可能性が高いので，胃腸障害のない実証の患者にのみ使用する．麻黄剤を高頻度に併用する可能性があるのは呼吸器感染症を合併した場合が多い．

③附子（ぶし）

トリカブトの根を乾燥したものでアコニチンが含有される．附子に相当する西洋薬はないので併用では特に問題はないが，烏頭（うず），白川附子（しらかわぶし）との併用や酸性製剤との併用は気をつける．（アコニチンの増強）

投与量は0.5gより-1g-1.5gと増量していく．投与中に心悸亢進，のぼせ，熱感，顔面紅潮，蟻走感，舌のしびれ，悪心，などがみられた場合は服用を停止する．

④桔梗（ききょう）

咽頭痛，咳嗽，喀痰，化膿などに用いられ，抗生物質や解熱消炎鎮痛剤としばしば併用される．桔梗は多量に用いると胃腸障害を起こし，解熱消炎鎮痛剤との併用では消化器症状の出現に注意．

⑤人参（にんじん）

多量の人参摂取による副作用には，高血圧，興奮（のぼせ），不眠，手足の浮腫などがみられる．

市販の健康ドリンクや健康食品中にも人参が含まれていることが多いので注意！

⑥大黄（だいおう）：

大黄は西洋薬のアントラキノン系下剤と類似しており，瀉下作用を示す．また成分中のアントラキノン類は腸内細菌によって活性化されるので抗菌剤との併用は避ける．流産の危険性が増加するので妊婦には慎重投与を行う．大黄の

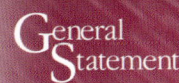

1回分量は0.7〜1.4g/1日1〜3回にする．

4．漢方薬（生薬）における有害作用と使用上の注意

①麻黄（まおう）

成分など：エフェドリン（交感神経興奮様作用），プソイドエフェドリン（抗炎症作用）

起こり得る有害作用など：狭心症発作誘発，不整脈悪化，血圧上昇，不眠，動悸，頻脈，発汗過多，尿閉，食欲低下，心窩部痛，腹痛，下痢

使用上の注意：虚血性心疾患，重症高血圧，腎障害，前立腺肥大，高齢者には特に注意．交感神経興奮様作用を有する薬物と相乗作用がある．

②甘草（かんぞう）

成分など：グリチルリチン

起こり得る有害作用など：偽アルドステロン症（脱力感，浮腫，低カリウム血症）

使用上の注意：漢方薬併用時はグリチルリチン製剤，利尿薬との併用時に起こり易い．

③大黄（だいおう）

成分など：センノシド類（瀉下作用）

起こり得る有害作用など：過量投与で腹痛，下痢．胃腸虚弱（虚証）では微量でも起こる．

使用上の注意：下痢傾向の者，兎糞状の者には要注意．大黄で下痢する者は虚証と考えるべき．

④附子（ぶし）

成分など：アコニチン，メサコニチン

起こり得る有害作用など：過量投与で中毒症状（吐き気，動悸，冷汗，重篤な例では不整脈，血圧低下）

使用上の注意：小児は中毒が起こり易く，原則として使用しない．陽証で副作用が起こり易い．

⑤人参（にんじん）

成分など：人参サポニン類

起こり得る有害作用など：のぼせ，湿疹，蕁麻疹，皮膚炎の悪化．まれに長期投与例で血圧上昇をみる．
　使用上の注意：陽証，実証の体質者に副作用が起こり易い．
⑥地黄（じおう）
　成分など：マンニノトリオース
　起こり得る有害作用など：嘔気，胃痛，食欲低下，腹痛，下痢
　使用上の注意：胃下垂傾向顕著な者で起こり易い．
⑦桃仁（とうにん）
　成分など：青酸配糖体（アミグダリン）
　起こり得る有害作用など：過量投与で腹痛，下痢，めまい，嘔吐
　使用上の注意：妊婦，下痢および出血し易い者に注意．
⑧芒硝（ぼうしょう）
　成分など：硫酸ナトリウム
　起こり得る有害作用など：過量投与で腹痛，下痢
　使用上の注意：妊婦，胃腸の弱い者，寒証の者に注意．

5．漢方薬と西洋薬との相互作用
①抗生物質との相互作用
　配糖体生薬では注意（腸内細菌の死滅）
②ステロイド剤との相互作用
　ステロイド剤の有効性を増強：
　（抗炎症作用，抗アレルギー作用）小柴胡湯（しょうさいことう），柴朴湯（さいぼくとう），柴苓湯（さいれいとう）
　ステロイド剤の副作用を軽減：
　（抗消化性潰瘍作用）柴胡桂枝湯（さいこけいしとう），六君子湯（りっくんしとう）
　（免疫能賦活作用）小柴胡湯（しょうさいことう），柴胡桂枝湯（さいこけいしとう），補中益気湯（ほちゅうえっきとう）
　（副腎機能低下改善）小柴胡湯（しょうさいことう），柴苓湯（さいれいとう），十全大補湯（じゅうぜんたいほとう）

6. 病名処方あるいは対症療法として繁用される漢方製剤

漢方製剤	病名・症状
葛根湯（かっこんとう）	感冒
葛根湯加川芎辛夷（かっこんとうかせんきゅうしんい）	副鼻腔炎
小柴胡湯（しょうさいことう）	慢性肝炎
柴胡加竜骨牡蠣湯（さいこかりゅうこつぼれいとう）	高血圧
黄連解毒湯（おうれんげどくとう）	高血圧
小青竜湯（しょうせいりゅうとう）	アレルギー性鼻炎
当帰芍薬散（とうきしゃくやくさん）	貧血，月経不順，更年期障害
白虎加人参湯（びゃっかにんじんとう）	口渇
柴朴湯（さいぼくとう）	気管支喘息
大建中湯（だいけんちゅうとう）	腸閉塞
温経湯（おんけいとう）	アトピー性皮膚炎
立効散（りっこうさん）	歯痛および抜歯後疼痛
半夏瀉心湯（はんげしゃしんとう）	口内炎
黄連湯（おうれんとう）	口内炎
茵蔯蒿湯（いんちんこうとう）	口内炎

COLUMN （朝日新聞　2005年11月29日）

第3種郵便物認可

私の視点

opinion ◎ news project

松本歯科大学教授（歯科薬理学）・歯科医師　王　宝禮（おう　ほうれい）

◆歯科医療

薬投与への保険適用拡大を

総選挙後、医療制度改革が国民の関心事となってきた。そこで、ぜひ目を向けて欲しいのが歯科医療だ。政府及び厚生労働省には大学、企業、研究機関、医療現場のデータをもとに歯科医療における薬の保険適用の拡大を考えて頂きたい。

虫歯や歯周病を含む生活習慣病を早期に予防し治療をすることが、高齢化に伴う医療費の無駄を減らすことになると信じるからだ。公的な医療保険制度において、増え続ける医療費の抑制は大きな課題である。そして、医療費増加の最大の理由は、高齢化に伴う老人医療費である。このため現在打ち出されている医療制度改革試案が実現される代、窓口負担や高額療養費の自己負担の増額が余儀なくて義歯（入れ歯）になりがて義歯（入れ歯）になり豊かな食生活を送れなくなる。そして歯を失う過程で医療費が増加し続ける。科学は日進月歩で、中で

尿病、アレルギーがあげられ、虫歯や歯周病も同疾患として認識されている。虫歯という疾患は35歳以下の若い人が発症し、急速に歯を支える骨が溶けて歯が抜け落ちてしまう恐ろしい歯周病だが、歯ブラシの徹底した使用と、歯石をとるなどの歯周基本治療後に、抗生物質を全身投与した場合、従来の見解は、基礎・臨床医学的研究が進み病態の分類に基づいて確認されているにもかかわらず、早期発症型歯周炎の現状では、すべての国民に訴え続けていくことが重要である。加えて、歯科医師を育てる大学の歯学部教育の中で、最新の薬物療法の保険適用拡大を組織的・科学的に政府及び厚労省に訴え続けていくことが重要である。加えて、歯科医師を育てる大学の歯学部教育の中で、最新の薬物療法の講義と臨床実習をさらに充実させることにある。

歯科臨床現場で薬を有効に使い、早期に歯周病などを予防・治療できれば、老人になっても自分の歯で食事ができる。高齢者の医療費の伸びを確実に抑えられるはずである。

一方、先日厚労省が医師による禁煙指導を「治療」と位置づけ、医療保険を適用するとの興味深い報告があった。喫煙で引き起こされる生活習慣病の予防により将来的な医療費抑制を見込んだものとみられる。生活習慣病には代表的疾患として心臓病、がん、糖尿病、アレルギーがあげられ、虫歯や歯周病も同疾患として認識されている。虫歯という疾患は35歳以下の若い人が発症し、急速に歯を支える骨が溶けて歯が抜け落ちてしまう恐ろしい歯周病だが、歯ブラシの徹底した使用と、歯石をとるなどの歯周基本治療後に、抗生物質を全身投与した場合、従来の見解は、基礎・臨床医政行政の見解は、基礎・臨床医学的研究が進み病態の分類に基づいて確認されているにもかかわらず、早期発症型歯周炎の現状では、すべての国民に

も薬の開発は、歯科医療における虫歯や歯周病の治療より骨が溶ける早さが複雑化している虫歯や歯周病に対しても、以前とは術を向上させてきた。すなわち、近年では歯を抜かなくても、削らなくても、薬を上手に使うことで症例によっては高い予防及び治療効果があがっているのだ。

例えば、虫歯治療においては漢方薬による高い治療効果が証明されている。フッ素による歯質の強化や、虫歯菌に有効な殺菌剤を用いることで高い予防性や安全性が科学的根拠に基づいた臨床の現場とは大きな温度差が生じている。

今後、学会、歯科医師会、保険医協会などが、薬だとわかってきた。さらに、歯科の外来にべての症例に対し予防は歯ブラシのみで可能」ということに、口の渇きを訴える口腔乾燥症の患者が増加傾向にあるが、症例によっては漢方薬による高い治療効果が証明されている。こうした薬物療法の有効性や安全性が科学的根拠に基づいた臨床の現場とは大きな温度差が生じている。

投稿規定　1300字程度。住所、氏名、年齢、職業、電話番号を明記し、〒104・8011朝日新聞社企画報道部「私の視点」係へ。電子メールはsiten@asahi.com 二重投稿、採否の問い合わせはご遠慮ください。本社電子メディアにも収録します。原稿は返却しません。

20　―総論

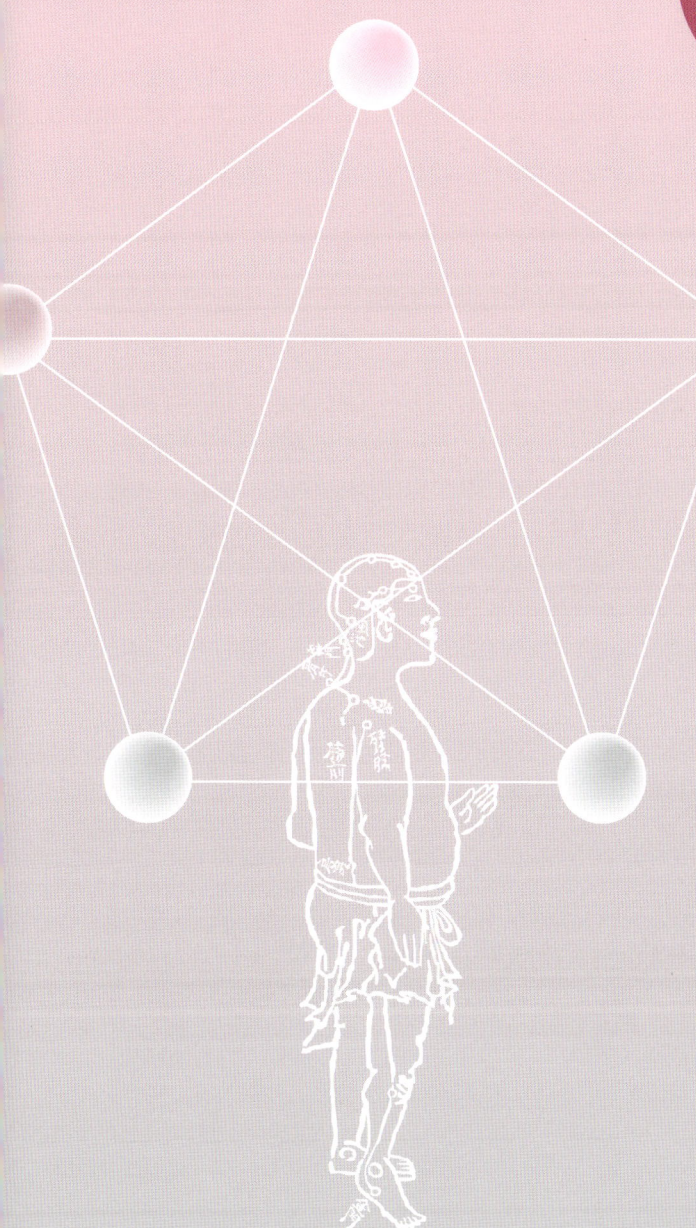

疾患編 漢方処方

口内炎への漢方処方

一般に口腔粘膜に生じた炎症性疾患の総称であり，発症原因には1）機械的損傷，2）口腔衛生不良，3）全身状態の低下，4）癌治療時の副作用などがある．通常は1週間程度で治癒するが，中には重篤な経過をとるものも少なくない．

漢方薬の選択

口腔粘膜疾患においては病態が明らかにされていない慢性の難治性疾患であり，西洋医薬に対しても効果を示すものが少ないのが現状である．

口内炎の漢方処方フローチャート

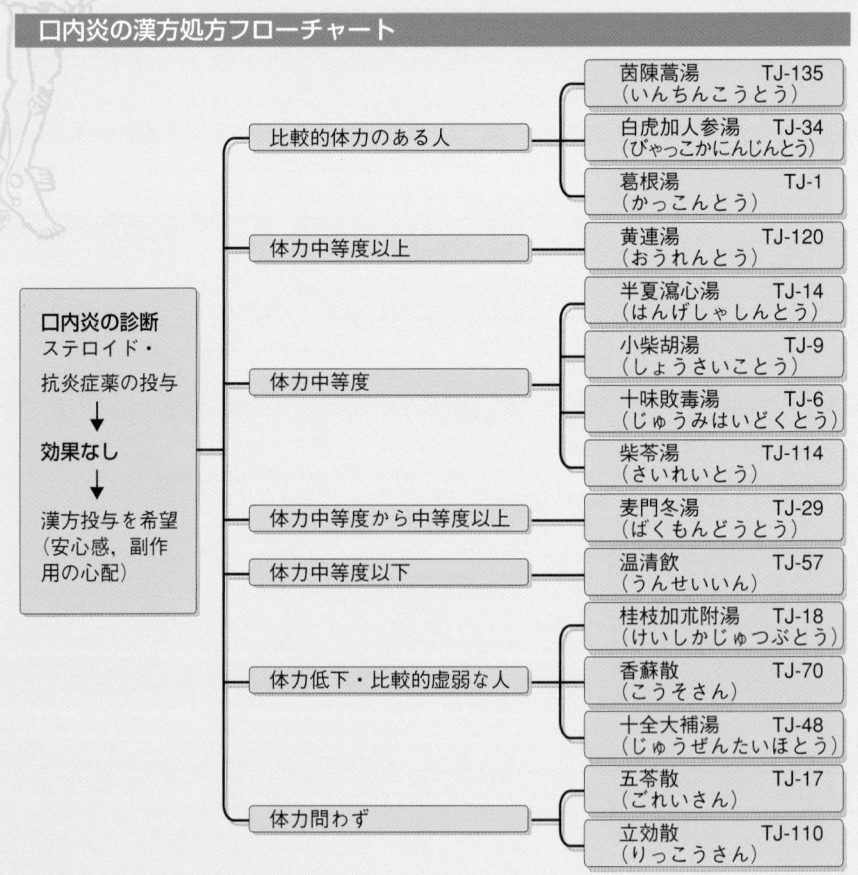

口内炎生薬作用表

TJ-15	黄連解毒湯	黄芩 *5*7	黄連 *3*5*7	山梔子 *1*2*7	黄柏 *5*6*7
TJ-120	黄連湯	半夏 *2 大棗 *3	黄連 *3*5*7 人参 *5	甘草 *7 乾姜 *1*2*3*10	桂皮 *1*2
TJ-110	立効散	細辛 *3 竜胆 *5	升麻 *7*12	防風 *1	甘草 *7
TJ-14	半夏瀉心湯	半夏 *2 人参 *5	黄芩 *5*7 黄連 *3*5*7	甘草 *7 乾姜 *1*2*3*10	大棗 *3
TJ-9	小柴胡湯	柴胡 *1*2*3 人参 *5	半夏 *2 甘草 *7	黄芩 *5*7 生姜 *5	大棗 *3
TJ-57	温清飲	地黄 *2*3*12 黄柏 *5*6*7	芍薬 *2*4*11 黄連 *3*5*7	川芎当帰 *2*3 山梔子 *1*2*7	黄芩 *5*7
TJ-48	十全大補湯	黄耆 桂皮 *1*2 当帰 *2*3	地黄 *2*3*12 人参 *5	芍薬 *2*4*11 茯苓 *3	川芎 蒼朮 *7*8 甘草 *7
TJ-135	茵蔯蒿湯	茵蔯蒿	山梔子 *1*2*7	大黄 *3*5*6*7	
TJ-114	柴苓湯	柴胡 *1*2*3 大棗 *3 甘草 *7	沢瀉 *13 猪苓 *13 桂皮 *1*2	黄芩 *5*7 人参 *5 生姜 *5	蒼朮 *7*8 茯苓 *3*13
TJ-17	五苓散	沢瀉 *13 桂皮 *1*2	蒼朮 *7*8	猪苓 *13	茯苓 *3*13
TJ-34	白虎加人参湯	石膏 *1*2*13 粳米	知母 *1*3	甘草 *7	人参 *5
TJ-29	麦門冬湯	麦門冬 *5 人参 *5	半夏 *2 粳米	大棗 *3	甘草 *7
TJ-18	桂枝加朮附湯	桂皮 *1*2 甘草 *7	芍薬 *2*4*11 生姜 *5	蒼朮 *7*8 修治附子末	大棗 *3
TJ-70	香蘇散	香附子 *2 生姜 *5	蘇葉 *5	陳皮 *5*7	甘草 *7
TJ-1	葛根湯	葛根 *1 桂皮 *1*2	大棗 *3 芍薬 *2*4*11	麻黄 *1 生姜 *5	甘草 *7
TJ-6	十味敗毒湯	桔梗 *1*2*3*7 防風 *1 樸樕 *6	柴胡 *1*2*3 甘草 *7 独活 *2	川芎 荊芥 *1*2	茯苓 *3*13 生姜 *5

解熱（下熱）*1　鎮痛 *2　鎮静 *3　筋弛緩 *4　健胃・整胃・整腸 *5　抗菌 *6　抗炎症 *7　抗消化性潰瘍 *8　免疫賦活 *9　抗痙攣 *10　血行促進 *11　止血 *12　利水 *13

参考文献

1) 田代英雄ほか：口内炎の薬物療法．臨床と研究，64（5）：1393-1397，1987．
2) 堀　信介ほか：半夏瀉心湯が著効を示した慢性再発性アフタ性口内炎の1症例．漢方診療，16（5）：21-24，1997．
3) 成田令博：アフタ性口内炎・舌炎・扁平苔癬．症候・疾患別漢方治療解説（117）
4) 永井哲夫ほか：口腔粘膜疾患に対する隋証治療の試み．東京都歯科医師会雑誌，38（10）：518-532，1990．
5) 髙橋庄二郎ほか：慢性再発性アフタに対するツムラ温清飲の使用経験．日本口腔外科学会雑誌，36（2）：498-511，1987．
6) 下山哲夫ほか：放射線性口内炎における茵蔯五苓散の含嗽効果について．日本歯学,Nihon Univ,Dent.J，73：731-733,1999
7) 大塚邦博：再発性口内炎に漢方薬が有効であった1例．漢方治療，16（2）：10．
8) 松岡　均ほか：化学療法時の口内炎に対する小柴胡湯含嗽液の有用性．癌と化学療法（0385-0684），31（12）：2017-2020，2004．
9) 岩間正文ほか：小児の漢方療法　疾患各論　口内炎，扁桃炎．小児科診療（0386-9806），67（9）：1525-1528，2004．
10) 仙頭正四郎：臨床研修・中医ポリクリ　口内炎の症例．伝統医学（1344-2171），7（2）：48-51，2004．
11) 和田重人：口腔癌放射線治療における十全大補湯の副作用防護効果．漢方医学（0288-2485），28（2）：76-78，2004．
12) 大関潤一：数年来繰り返し起こった口内炎に奏効した涼膈散の一例．漢方の臨床（0451-307X），50（12）：1675-1679，2003．
13) 岩崎　勲：口内炎に対する柴胡桂枝乾姜湯の効果（原著論文）．漢方医学（0288-2485），27（3）：118-120，2003．
14) 田中哲二：柴胡剤による抗癌剤誘発重症口内炎の予防と治療．漢方と最新治療，12（1）：69-74，2003．
15) 岩崎　勲：口舌疾患に対する柴胡桂枝乾姜湯の使用．漢方の臨床（0451-307X），48（12）：1649-1653，2001．
16) 小林　豊ほか：清熱補血湯が奏効した再発性口内炎の4症例．日本東洋医学雑誌（0287-4857），50（1）：73-78，1999．
17) 柿木保明：歯科漢方ハンドブック．有）KISOサイエンス．

COLUMN　漢方医学と中医学の違いは何ですか?

　漢方医学は,我が国に古代中国の医学が伝来し,それを基にして独自の発展を遂げた日本の医学を指して言います.

　一方,現在の中国で伝統医学は「中医学」と呼ばれています.ですから漢方医学とは,「中国の伝統医学」と「中国を源流として後に我が国で独自の発展を遂げ,日本流に作り替えられた医学」の両方の意味を持っています.

　また,漢方医学と中医学では基本となる古典が異なります.

　漢方医学では『傷寒論（しょうかんろん）』という中国の処方集（症例集）が基本となっており,症状の経時変化や患者の「その時点」の症状（体調）に適した漢方処方を「証」として診断を立て,決められた処方の中から治療を行います.現在の国の健康保険診療で用いられる漢方のエキス剤（医療用漢方製剤）の多くは『傷寒論』に収載された漢方処方です.

　一方,中医学は患者の症状から『黄帝内経（こうていだいけい）』の陰陽論や五行論に基づいて診断を行い,病理を調整する効能のある生薬を選びます.決められた処方ではなく,選んだ生薬で新たな処方を考案する体系です.

　抽象的で思想的な中医学と異なり,漢方医学がより簡便かつ実践的であるのは明治末期に近代医学・薬学を学んだ日本の伝統医が再編纂を行った一面があります.有名な伝統医としては『医界の鉄椎』を著した和田啓十郎や,『皇漢医学』を著した湯本求真らが挙げられます.特に『皇漢医学』は中国でも評価を受け,『阿Q正伝』などの著作で有名な魯迅も『皇漢医学』を読んで非常に感銘を受けたと言われています.

　また,中国では,西洋医学を学んだ医師とは別に中医学を学んだ医師がいて,医師免許が異なります.日本では,一つの医師免許で西洋薬と漢方薬を投薬することができるのです.

疾患編

口腔乾燥症への漢方処方

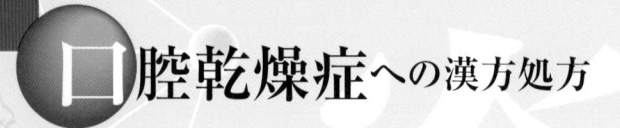

漢方薬の選択

　口腔乾燥症は，漢方医学的に「口渇」と「口乾」に区別される．
　口渇は水を欲する場合，口乾とは乾きがあるものの水を欲しない場合をいう．実際患者さんの訴えを，口渇と口乾の両方が併存することが多く，両者を区別することは難しく，区別することなく口腔乾燥症とまとめて理解することが適当であると考える．

口腔乾燥症の漢方処方フローチャート

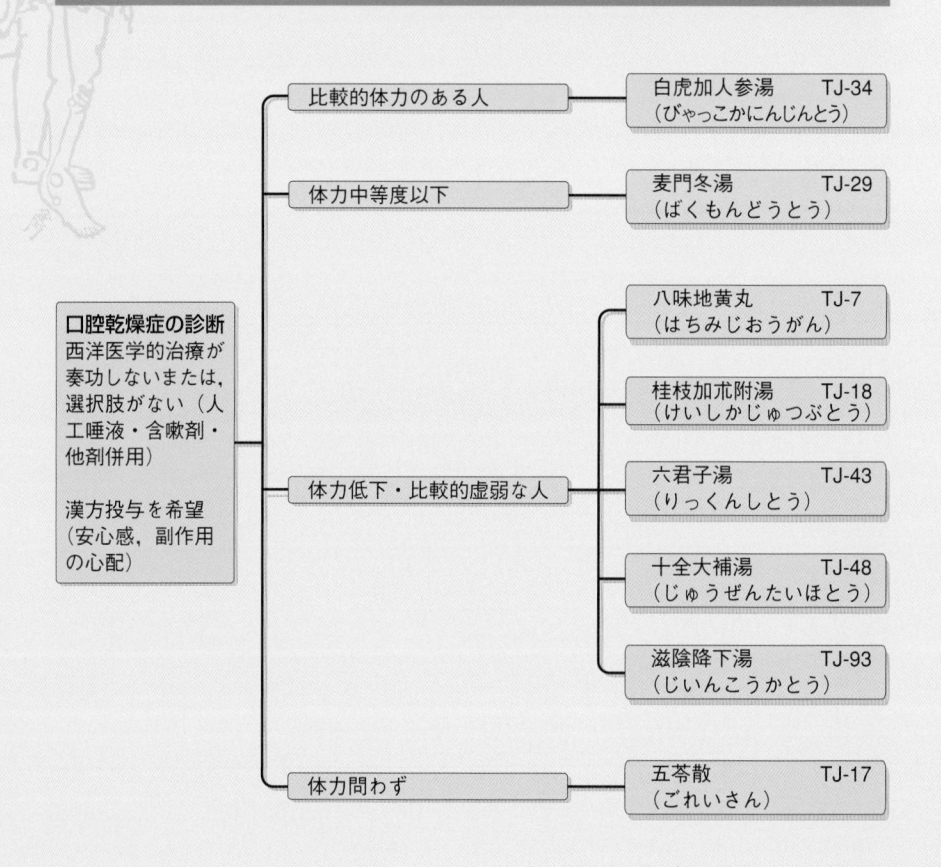

口腔乾燥症の診断
西洋医学的治療が奏功しないまたは，選択肢がない（人工唾液・含嗽剤・他剤併用）

漢方投与を希望（安心感，副作用の心配）

- 比較的体力のある人 → 白虎加人参湯　TJ-34（びゃっこかにんじんとう）
- 体力中等度以下 → 麦門冬湯　TJ-29（ばくもんどうとう）
- 体力低下・比較的虚弱な人
  - 八味地黄丸　TJ-7（はちみじおうがん）
  - 桂枝加朮附湯　TJ-18（けいしかじゅつぶとう）
  - 六君子湯　TJ-43（りっくんしとう）
  - 十全大補湯　TJ-48（じゅうぜんたいほとう）
  - 滋陰降下湯　TJ-93（じいんこうかとう）
- 体力問わず → 五苓散　TJ-17（ごれいさん）

口腔乾燥症生薬作用表

TJ-34	白虎加人参湯	石膏 粳米	知母 *1*3	甘草 *7	人参 *5
TJ-17	五苓散	沢瀉 *13 桂皮 *1*2	蒼朮 *7*8*13	猪苓 *13	茯苓 *3*13
TJ-29	麦門冬湯	麦門冬 人参 *5	半夏 *2 粳米	大棗 *3	甘草 *7
TJ-7	八味地黄丸	地黄 茯苓 *3*13	山茱萸 牡丹皮 *2	山薬 桂皮 *1*2	沢瀉 *13 修治附子末
TJ-93	滋陰降火湯	蒼朮 *7*8*13 天門冬 知母 *1*3	地黄 当帰 *2*3	芍薬 *2*4*11 麦門冬	陳皮 *5*7 甘草 *7
TJ-48	十全大補湯	黄耆 川芎 茯苓 *3*13	桂皮 *1*2 蒼朮 *7*8*13 甘草 *7	地黄 *2*3*12 当帰 *2*3	芍薬 *2*4*11 人参 *5
TJ-18	桂枝加朮附湯	桂皮 *1*2 甘草 *7	芍薬 *2*4*11 生姜 *5	蒼朮 *7*8*13 修治附子末	大棗 *3
TJ-43	六君子湯	蒼朮 *7*8*13 大棗 *3	人参 *5 陳皮 *5*7	半夏 *2 甘草 *7	茯苓 *3*13 生姜 *5

解熱（下熱）*1　鎮痛 *2　鎮静 *3　筋弛緩 *4　健胃・整胃・整腸 *5　抗菌 *6　抗炎症 *7　抗消化性潰瘍 *8　免疫賦活 *9　抗痙攣 *10　血行促進 *11　止血 *12　利水 *13

参考文献

1) 高橋 哲ほか：口腔乾燥症における薬物療法. デンタルハイジーン別冊/唾液と口腔乾燥症：78-81, 2003.
2) 海野雅浩：高齢者の口腔乾燥症に対する白虎加人参湯の効果. 日本東洋医学雑誌, 45 (1)：107-113, 1994.
3) 佐藤恭道：当科における口腔乾燥症の治療について. 鶴見歯学, 22 (1)：123-127, 1996.
4) 牧かおりほか：口腔乾燥症患者に関する臨床的研究. 老年歯科医学, 11 (2)：111-117, 1996.
5) 大野修嗣ほか：シェーグレン症候群の唾液分泌障害に対する麦門冬湯の効果. リウマチ, 30 (1)：10-16, 1990.
6) 山内康平ほか：高齢者の口腔乾燥症に対する白虎加人参湯の臨床効果. 口腔・咽頭科, 3 (2)：69-77, 1991.
7) 荻野 純ほか：放射線照射後の口腔乾燥症に対する白虎加人参湯の使用経験. 耳鼻咽喉科臨床 補 89:34,1996.
8) 大西憲明ほか：モデルマウスを用いた漢方方剤の利水作用の検証. 和漢医薬学雑誌, 17：131-136, 2000.
9) 山際幹和ほか：耳下腺唾液分泌に対する麦門冬湯の効果. 耳鼻, 33 (6)：513-517,1990.
10) 柿木保明：薬剤の口腔副作用に注意. Nikkei Medical, 22：2003,6月号.
11) 海野雅浩：高齢者の口腔乾燥症. 治療, 76 (9)：2394-2395, 1999.
12) 陳 福君：附子エキス及びその成分aconitineによるSTZ糖尿病マウスの唾液分泌促進作用とそれに続く血糖降下作用. 和漢医薬学雑誌, 13：454-455,1996.
13) 柿木保明：検査結果からみた口腔乾燥症の治療法選択. 歯界展望, 103 (2)：262-269, 2004.
14) 川口 充：薬物性口腔乾燥に対する漢方薬の回復効果. 臨床薬理 Jpn clin Pharmacol Ther, 31 (1)：Jan 2000.
15) 口腔乾燥症に対する漢方治療. 総合討論 Prog. Med.13:2389-2391,1993.
16) 陳 福君：ストレプトゾトシン糖尿病マウスにおける知母成分の唾液分泌促進作用様式. 和漢医薬学雑誌, 12：404-405,1995.
17) 原理枝子ほか：抗精神薬の唾液分泌抑制作用と人参養栄湯の回復効果. 歯薬療法, 18 (3)：1999
18) 中島 登ほか：血糖降下物質（白虎加人参湯）による糖尿病態マウスの唾液分泌促進作用. 日本唾液腺学会誌, 35：1994.
19) 泉井 亮：麦門冬湯の唾液分泌機序. 漢方と免疫アレルギー, 6：64-78,1992.
20) 柿木保明：口腔乾燥症に対する薬物療法. 歯界展望, 103 (2)：270-272, 2004.
21) 柿木保明：口腔乾燥症の治療効果の判定. 歯界展望, 103 (2)：278-280, 2004.
22) 柿木保明：歯科漢方ハンドブック. 有) KISO サイエンス

疾患編

味覚異常への漢方処方

味覚異常の治療には，亜鉛，ビタミン剤などが投与されることが多いが，自発性異常味覚や，舌痛症，口腔乾燥症などについての詳細な病態は未解明で，確実に有効な治療法は確立されていない．

漢方薬の選択

味覚異常の原因として多くみられるものは，薬剤性味覚障害や亜鉛欠乏性味覚障害など，特発性のものが多い．漢方治療の適応になる味覚異常は，口腔疾患によるもの，心因性疾患を伴うもの，特発性のものなどが一応の適応となる．

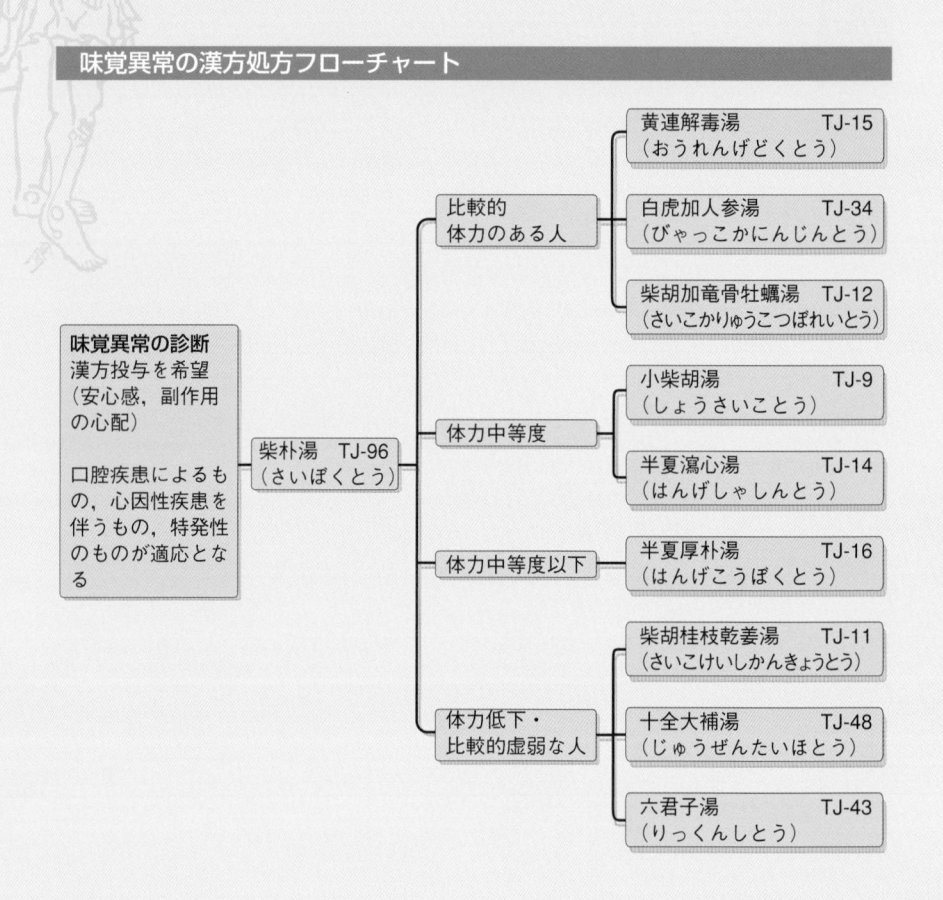

味覚異常の漢方処方フローチャート

味覚異常の診断
漢方投与を希望（安心感，副作用の心配）

口腔疾患によるもの，心因性疾患を伴うもの，特発性のものが適応となる

→ 柴朴湯　TJ-96（さいぼくとう）

- 比較的体力のある人
  - 黄連解毒湯　TJ-15（おうれんげどくとう）
  - 白虎加人参湯　TJ-34（びゃっこかにんじんとう）
  - 柴胡加竜骨牡蠣湯　TJ-12（さいこかりゅうこつぼれいとう）
- 体力中等度
  - 小柴胡湯　TJ-9（しょうさいことう）
  - 半夏瀉心湯　TJ-14（はんげしゃしんとう）
- 体力中等度以下
  - 半夏厚朴湯　TJ-16（はんげこうぼくとう）
- 体力低下・比較的虚弱な人
  - 柴胡桂枝乾姜湯　TJ-11（さいこけいしかんきょうとう）
  - 十全大補湯　TJ-48（じゅうぜんたいほとう）
  - 六君子湯　TJ-43（りっくんしとう）

味覚異常生薬作用表

TJ-96	柴朴湯	柴胡 *1*2*3 厚朴 *4*5 蘇葉 *3	半夏 *2 大棗 *3 生姜 *5	茯苓 *3 人参 *5	黄芩 *5*7 甘草 *7
TJ-15	黄連解毒湯	黄芩 *5*7	黄連 *3*5*7	山梔子 *7	黄柏 *5*7
TJ-12	柴胡加竜骨牡蛎湯	柴胡 *1*2*3 黄芩 *5*7 竜骨	半夏 *2 大棗 *3 生姜 *5	桂皮 *1*2 人参 *5	茯苓 *3 牡蛎 *3*9
TJ-14	半夏瀉心湯	半夏 *2 人参 *5	黄芩 *5*7 黄連 *3*5*7	甘草 *7 乾姜 *1*2*3*10	大棗 *3
TJ-16	半夏厚朴湯	半夏 *2 生姜 *5	茯苓 *3	厚朴 *4*5	蘇葉 *3
TJ-11	柴胡桂枝乾姜湯	柴胡 *1*2*3 牡蛎 *3*9	黄芩 *7 甘草 *7	瓜呂根 *10 乾姜 *1*2*3*10	桂皮 *1*2
TJ-48	十全大補湯	黄耆 川芎 茯苓 *3	桂皮 *1*2 蒼朮 *7*8 甘草 *7	地黄 *2*3*12 当帰 *2*3	芍薬 *2*4*11 人参 *5
TJ-34	白虎加人参湯	石膏 粳米	知母 *1*3	甘草 *7	人参 *5
TJ-43	六君子湯	蒼朮 *7*8 大棗 *3	人参 *5 陳皮 *5*7	半夏 *2 甘草 *7	茯苓 *3 生姜 *5
TJ-9	小柴胡湯	柴胡 *1*2*3 人参 *5	半夏 *2 甘草 *7	黄芩 *5*7 生姜 *5	大棗 *3

解熱（下熱）*1　鎮痛 *2　鎮静 *3　筋弛緩 *4　健胃・整胃・整腸 *5　抗菌 *6　抗炎症 *7　抗消化性潰瘍 *8　免疫賦活 *9　抗痙攣 *10　血行促進 *11

参考文献

1) 愛馬庸雅：味覚障害の治療：日常診療ではどう対応しているか．日本味と匂学会誌，9（3）：303-306，2002．
2) 愛馬庸雅：味覚障害，口腔異常感に対する漢方薬治療．日本味と匂学会誌，4（3）：347-350，1997．
3) 冨田　寛：口腔乾燥や舌痛症を伴う味覚障害．メディカル朝日，30（10）：2001．
4) 愛馬庸雅：味覚障害の治療．口腔・咽喉科，16（2）：2004．
5) 新村久美子：味覚障害・嗅覚障害．Modern Physician，21（6）：816-818，2001．
6) 千葉雅俊ほか：高齢者の自発性異常味覚に立効散が有効であった症例．漢方医学（0288-2485），27（2）：75，2003．
7) 伊藤　隆：和漢診療全般における黄連解毒湯の応用．漢方と最新治療，10（3）：243-246，2001．
8) 粕田晴之：消化器疾患に伴う食欲不振　味覚異常による食欲不振．漢方と最新治療，9（2）：130-134，2000．
9) 伊藤　隆ほか：漢方治療が奏効した味覚低下の3症例．日本東洋医学雑誌（0287-4857），50（1）：43-48，1999．
10) 粕田晴之ほか：特発性味覚障害に対する柴胡剤の効果．日本東洋医学雑誌（0287-4857），47（1）：49-53，1996．
11) 寺門永顕ほか：味覚障害患者の臨床的検討．愛媛医学，23（3）：228-232，2004．
12) 日野原　正：味覚異常．皮膚病診療，13（4）：297～303，1991．
13) 柿木保明：歯科漢方ハンドブック．有）KISOサイエンス

疾患編

口臭への漢方処方

　口臭を訴える患者に対しては，通常，口腔衛生指導および簡易精神療法を行う場合が多い．しかしながら症状の改善がみられない場合には，漢方の「証」に応じた漢方薬の投与を行い，口腔内のみならず全身的にも症状が緩和・改善がみられる症例を経験する場合も多く，漢方薬の応用を試みる価値がある．

漢方薬の選択

　口臭については，歯周疾患や齲蝕の多発など口腔内に原因がある場合，呼吸器や鼻疾患など口腔に近接あるいは連携している歯科以外の領域に原因がある場合，あるいは内臓疾患による間接的な口臭などいくつかのケースが考えられる．

　漢方薬の投与は，口腔乾燥症など口腔内症状がある場合は除外し，口腔内に原因がなく胃腸症状がある場合に，安心感，西洋薬の副作用の不安などから，漢方薬投与を希望する場合に投与の選択となる．

口臭の漢方処方フローチャート

口臭の診断
口腔内疾患のあるもの
口腔内に原因がなく，胃腸症状のあるもの
（口腔乾燥症が原因の場合は口腔乾燥症の処方へ）

漢方投与を希望（安心感，副作用の心配）

- 比較的体力のある人 → 黄連解毒湯　TJ-15（おうれんげどくとう）
- 体力中等度以上 → 黄連湯　TJ-120（おうれんとう）　※口臭の適応があります
- 体力中等度 → 半夏瀉心湯　TJ-14（はんげしゃしんとう）
- 体力中等度以下 → 半夏厚朴湯　TJ-16（はんげこうぼくとう）
- 体力低下・比較的虚弱な人 → 六君子湯　TJ-43（りっくんしとう）

口臭生薬作用表

TJ-15	黄連解毒湯	黄芩*5*7 黄柏*5*6*7	黄連*3*5*7	山梔子*1*2*7	
TJ-120	黄連湯	半夏*2 桂皮*1*2	黄連*3*5*7 大棗*3	甘草*7 人参*5	乾姜*1*2*3*10
TJ-14	半夏瀉心湯	半夏*2 大棗*3	黄芩*5*7 人参*5	甘草*7 黄連*3*5*7	乾姜*1*2*3*10
TJ-16	半夏厚朴湯	半夏*2 生姜*5	茯苓*3	厚朴*4*5	蘇葉*3
TJ-43	六君子湯	蒼朮*7*8 大棗*3	人参*5 陳皮*5*7	半夏*2 甘草*7	茯苓*3 生姜*5

解熱(下熱) *1 鎮痛*2 鎮静*3 筋弛緩*4 健胃・整胃・整腸*5 抗菌*6 抗炎症*7 抗消化性潰瘍*8 免疫賦活*9 抗痙攣*10 血行促進*11 止血*12

参考文献

1) 本田俊一ほか:口臭治療の実践. アポロニア, 21(3):60-63, 2003.
2) 大塚邦博:口臭に半夏瀉心湯が奏効した例(会議録/症例報告). 漢方医学(0288-2485), 28(4):177, 2004.
3) 亀山敦史:口臭を主訴とした患者に対する漢方エキス剤の応用. 日本歯科東洋医学会誌, 23(1):21-13, 2004.
4) 鎌田慶市郎ほか:『諸病源候論』『外台秘要方』に基づく 耳鼻咽喉科疾患治療の古典的考察. 漢方の臨床(0451-307X), (8):1173-1179, 2003.
5) 新井 信ほか:女子医大雑話 エキス剤にない処方を用いた3症例. 漢方の臨床(0451-307X), 50(1):139-145, 2003.
6) 神保正恒:歯槽膿漏と大柴胡湯 43歳女性の症例. 日本歯科東洋医学会誌(0915-7573), 20(1~2):45-46, 2001.
7) 岡村興一:歯科臨床に役立つ漢方の合理的観点(5) 口臭の弁証論治(原著論文). The Quintessence (0286-407X), 14(5):1076-1080, 1995.
8) 雨宮 淳ほか:口臭症に対する漢方製剤の使用経験(原著論文/症例報告). 日本歯科心身医学会雑誌(0913-6681), 3(1):65-69, 1988.
9) 椋梨兼彰:口臭症への漢方薬投与の効果について. The 1st International Meetinng and The 21th annual Scientific Meeting of Japan Dental Society of Oriental Medicine:46-47P.
10) 高嶋 剛:口臭症に補中益気湯を投与しAMIにて効果を判定した一例. 日歯心身, 11(2):209, 1996.
11) 品田佳世子ほか:口臭症に対する漢方薬投与の診療効果. 日歯心身, 9(2):281, 1994.
12) 品田佳世子ほか:口臭・口腔異和感を訴える患者に対する漢方薬投与の試み. 日病誌, 6(1):168, 1994.
13) 雨宮 淳:口臭症に対する漢方製剤の使用経験. 心身歯, 3(1):108, 1998.
14) 赤丸敏行ほか:歯科領域における漢方治療 ― 口内炎, 口臭について―. 新歯科時報:35-39.
15) 柿木保明:歯科漢方ハンドブック. 有)KISOサイエンス.

疾患編

舌痛症への漢方処方

　舌痛症とは「舌に器質的変化を認めないにも関わらず，表在性かつ自発性の疼痛あるいは異常感を訴える病態」と定義されている．その原因に関しては，心因性，更年期障害，口腔衛生状態および口腔悪習慣，アレルギー，ビタミンおよび金属欠乏などがあげられているが，いまだ確固たる原因は不明であり，多種の要因による症候群と考えられている．なお，舌痛症の診断と治療にあたっては，日本歯科心身医学会の診断基準に適応される狭義の舌痛症（特発性舌痛症）と，全身的または局所的要因の関与する広義の舌痛症を含めて対応する必要がある．

　舌痛症の発症要因として，

　特発性舌痛症：心因的要因の関与が考えられる症例が多い．

　広義の舌痛症：(1)ビタミンB欠乏症，(2)貧血（特に鉄欠乏性貧血），(3)糖尿病，(4)亜鉛など微量元素の欠乏，(5)感染症（カンジダ症等），(6)高血圧低血圧動脈硬化，(7)薬剤の副作用，(8)口腔乾燥 などがあげられる．

漢方薬の選択

　舌痛症の治療にあたり，まず機械的刺激，異種金属の除去，口腔乾燥など口腔内諸症状の改善と貧血，糖尿病の治療や心因的要素の除去など全身的疾患，状態の改善を実施する．

　薬物療法としてはビタミン剤，抗精神薬，鉄剤，人口唾液の他に漢方薬の投与が検討される．舌痛症に有効である漢方薬として，以下の方剤をあげた．

　精神不安などの精神神経症状，心因的要因がある場合には，「加味逍遙散（かみしょうようさん）」がファーストチョイスとなる．

舌痛症の漢方処方フローチャート

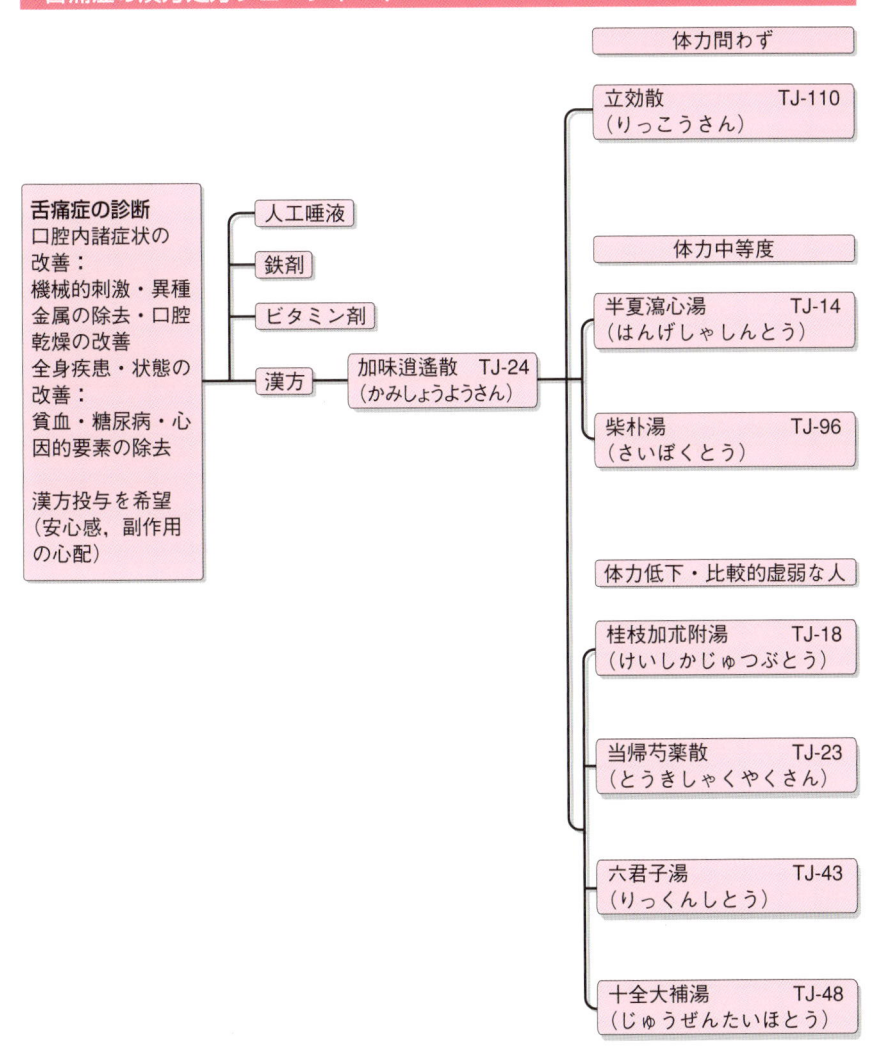

舌痛症の診断
口腔内諸症状の改善：
機械的刺激・異種金属の除去・口腔乾燥の改善
全身疾患・状態の改善：
貧血・糖尿病・心因的要素の除去

漢方投与を希望（安心感，副作用の心配）

- 人工唾液
- 鉄剤
- ビタミン剤
- 漢方 → 加味逍遙散　TJ-24（かみしょうようさん）

体力問わず
- 立効散　TJ-110（りっこうさん）

体力中等度
- 半夏瀉心湯　TJ-14（はんげしゃしんとう）
- 柴朴湯　TJ-96（さいぼくとう）

体力低下・比較的虚弱な人
- 桂枝加朮附湯　TJ-18（けいしかじゅつぶとう）
- 当帰芍薬散　TJ-23（とうきしゃくやくさん）
- 六君子湯　TJ-43（りっくんしとう）
- 十全大補湯　TJ-48（じゅうぜんたいほとう）

舌痛症生薬作用表

TJ-24	加味逍遙散	柴胡 *1*2*3 茯苓 *3 生姜 *5	芍薬 *2*4*11 山梔子 *1*2*7 薄荷	蒼朮 *7*8 牡丹皮 *2	当帰 *2 甘草 *7
TJ-96	柴朴湯	柴胡 *1*2*3 厚朴 *4*5 蘇葉 *3	半夏 *2 大棗 *3 生姜 *5	茯苓 *3 人参 *5	黄芩 *5*7 甘草 *7
TJ-14	半夏瀉心湯	半夏 *2 人参 *5	黄芩 *5*7 黄連 *3*5*7	甘草 *7 乾姜 *1*2*3*10	大棗 *3
TJ-110	立効散	細辛 *3 龍胆 *5	升麻 *7*12	防風 *1	甘草 *7
TJ-48	十全大補湯	黄耆 川芎 茯苓 *3	桂皮 *1*2 蒼朮 *7*8 甘草 *7	地黄 *2*3*12 当帰 *2*3	芍薬 *2*4*11 人参 *5
TJ-23	当帰芍薬散	芍薬 *2*4*11 川芎	蒼朮 *7*8 当帰 *2*3	沢瀉 *13	茯苓 *3
TJ-18	桂枝加朮附湯	桂皮 *1*2 甘草 *7	芍薬 *2*4*11 生姜 *5	蒼朮 *7*8 修治附子末	大棗 *3
TJ-43	六君子湯	蒼朮 *7*8 大棗 *3	人参 *5 蘇皮 *5*7	半夏 *2 甘草 *7	茯苓 *3 生姜 *5

解熱（下熱）*1　鎮痛 *2　鎮静 *3　筋弛緩 *4　健胃・整胃・整腸 *5　抗菌 *6　抗炎症 *7　抗消化性潰瘍 *8　免疫賦活 *9　抗痙攣 *10　血行促進 *11　止血 *12　利水 *13

参考文献

1) 小野芳男：舌痛症の臨床統計的検討．みちのく歯学誌，33（1〜2）：7-9, 2002.
2) 扇内洋介：東京女子医科大学医学部歯科口腔外科における舌痛症の臨床的検討．日本歯科心身医学会雑誌，16 (1)：51-54, 2001.
3) 兵東 厳：舌痛症に対する漢方薬の使用経験．日本東洋医学会雑誌，51 (3)：437-446, 2000.
4) 永井 格：舌痛症に対する加味逍遙散の有用性に関する臨床的検討．痛みと漢方，11：22-26, 2001.
5) 細原政俊：当科における舌痛症106例の臨床統計的検討．岐阜歯科学会雑誌，27 (2)：268-272, 2000.
6) 高山直士ほか：舌痛症の有効性に関する臨床的検討．明海大歯誌，33 (1)：127-131, 2004.
7) 山田剛也ほか：舌痛症に対する柴朴湯の臨床効果．歯薬療法，17 (1)：18-22, 1998.
8) 草野雅章ほか：舌痛症に対する柴朴湯の有用性に関する臨床評価．日本口腔外科学会雑誌，Vol.49 総会号：849, 2003.
9) 小阪美樹：歯が刺激源であると著しくこだわりつづけた1舌痛患者の治療経験．日歯麻誌，30 (4)：501, 2002.
10) 小池一喜ほか：心理社会的要因の関与が考えられた口腔領域の疼痛に対する甘麦大棗湯の効果について．日本東洋心身医学研究 (1340-3117), 15 (1〜2)：27-30, 2001.
11) 宮崎瑞明ほか：柴胡剤を主方として奏効した難治性舌痛症の三症例．漢方の臨床 (0451-307X), 49 (10)：1265-1272, 2002.
12) 木下 樹ほか：舌痛を併発した口腔乾燥症患者に麦門冬湯を長期投与した1症例．痛みと漢方 (0916-7145), 11：51-53, 2001.
13) 柿木保明：歯科漢方ハンドブック．有) KISOサイエンス．

COLUMN　漢方薬は健康食品か？

あるインターネットの有名検索サイトで,「ショッピングとサービス＞健康＞健康食品・漢方薬」というような分類がされています.

健康食品は保健・健康増進などの効果を期待させる食品を指し,効能や効果について表記することはできません.一方,漢方薬は医師・歯科医師の処方箋によって処方される薬剤です.

最近,コンビニエンスストアやインターネットで,健康食品やサプリメントなどを簡単に購入できるようになり,漢方薬も,副作用が無く体に良いものという誤ったイメージが浸透していますが,もし本書をお読みの先生方の周りに「漢方薬＝健康食品」と考えている人がおられましたら,ぜひ「漢方薬はお薬である」ことを教えてあげてください.

COLUMN　瀉下作用を示すもの

瀉下作用とは,腸管内容物の排泄促進をさせる作用のこと.
芒硝（ぼうしょう）:芒硝は西洋薬の塩類下剤と類似しており,瀉下作用を示す.
地黄（じおう）:瀉下作用のほか,胃腸障害があるといわれる.
ほかに芍薬（しゃくやく）,当帰（とうき）,山椒（さんしょう）,麻子仁（ましにん）
桂枝（けいし）:発疹・シナモンアレルギー

COLUMN　妊婦に避けるべき生薬

妊娠慎重投与:牛膝（ごしつ）,大黄（だいおう）,桃仁（とうにん）,芒硝（ぼうしょう）,牡丹皮（ぼたんぴ）,附子（ぶし）,薏苡仁（よくいにん）,半夏（はんげ）

疾患編

顎関節症への漢方処方

　顎関節症は，1）顎関節および咀嚼筋群の疼痛，2）下顎運動障害，3）関節雑音を主症状とする病変であり，近年増加傾向にあるといわれる．また頭痛，耳鳴り，肩こり，眼の異常などの多彩な随伴症状をしめす機能障害で，臨床的には顎関節部の明らかな炎症を欠く一連の症候群とされているが，症候群を分類，診断することの困難さは，臨床上よく経験するところである．本邦においては2001年，顎関節症の症型分類と改訂が行われ，病型によってⅠ型からⅤ型までの分類がなされた．

顎関節症の病型分類

型	主病変	病態	主症状
顎関節症Ⅰ型	咀嚼筋障害	筋緊張 筋スパスム 筋炎 腱炎	運動痛 筋痛 開口障害
顎関節症Ⅱ型	慢性外傷性病変	靱帯損傷 関節包外傷 円板挫滅 関節捻挫	開口障害 TMJ 疼痛（運動痛） 圧痛（crepitus）
顎関節症Ⅲ型	顎関節内症	円板転位 円板変性穿孔 線維化	clicking（single, reciplocal） crepitus（穿孔） 運動障害 運動痛
顎関節症Ⅳ型	退行性病変（変形性顎関節症）	軟骨破壊 骨増生 下顎頭変型 円板穿孔	TMJ 疼痛 圧痛（＋−） clicking crepitus 運動障害
顎関節症Ⅴ型	精神的因子	顎関節部違和感	咀嚼系器官の不定愁訴 etc.

漢方薬の選択

　心身医学的要因による難治症例に対しては，薬物療法が主体になると考えられる．従来より顎関節症に対する薬物療法としては，消炎鎮痛剤や筋弛緩剤，精神安定剤が主として使用されてきた．しかし心身医学的要因による難治性症例に限らず，顎関節症は慢性的な経過をたどることが多いため，これら薬物の

長期投与は副作用を生じる可能性が高く好ましくない．

　近年，漢方薬が顎関節症に有効であるとの報告が多くみられるようになり注目を集めており，顎関節症に有効である漢方薬として，次の方剤の使用適応をまとめた．

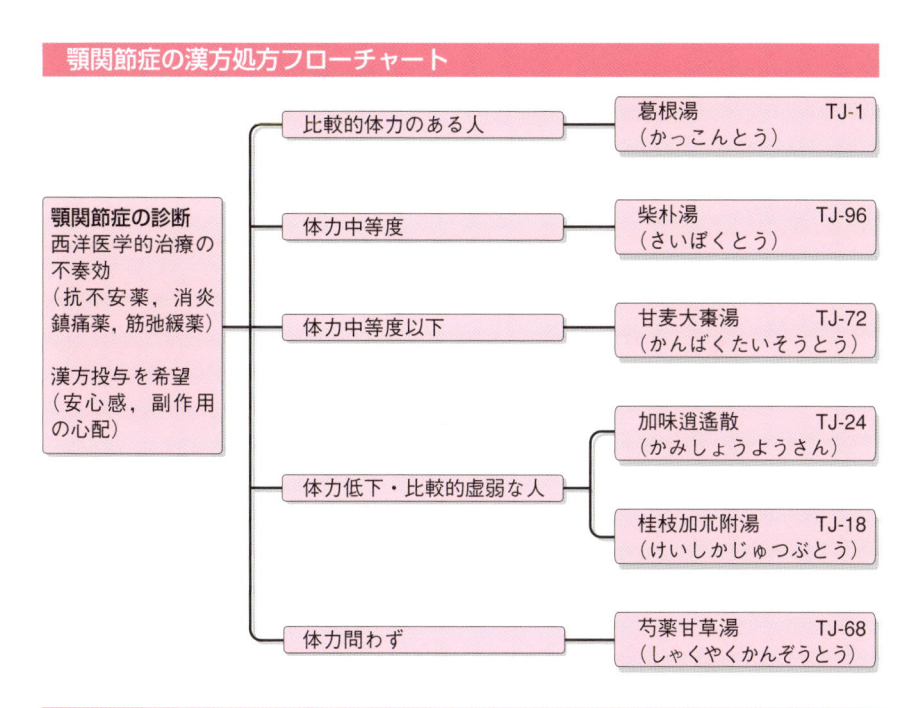

顎関節症の漢方処方フローチャート

顎関節症の診断
西洋医学的治療の不奏効
（抗不安薬，消炎鎮痛薬，筋弛緩薬）

漢方投与を希望
（安心感，副作用の心配）

- 比較的体力のある人 → 葛根湯（かっこんとう） TJ-1
- 体力中等度 → 柴朴湯（さいぼくとう） TJ-96
- 体力中等度以下 → 甘麦大棗湯（かんばくたいそうとう） TJ-72
- 体力低下・比較的虚弱な人 → 加味逍遙散（かみしょうようさん） TJ-24
- 体力低下・比較的虚弱な人 → 桂枝加朮附湯（けいしかじゅつぶとう） TJ-18
- 体力問わず → 芍薬甘草湯（しゃくやくかんぞうとう） TJ-68

顎関節症生薬作用表

TJ-1	葛根湯	葛根 *1 桂皮 *1*2	大棗 *3 芍薬 *2*4*11	麻黄 *1 生姜 *5	甘草 *7
TJ-68	芍薬甘草湯	芍薬 *2*4*11	甘草 *7		
TJ-96	柴朴湯	柴胡 *1*2*3 厚朴 *4*5 蘇葉 *3	半夏 *2 大棗 *3 生姜 *5	茯苓 *3 人参 *5	黄芩 *5*7 甘草 *7
TJ-72	甘麦大棗湯	大棗 *3	小麦 *4	甘草 *7	
TJ-18	桂枝加朮附湯	桂皮 *1*2 甘草 *7	芍薬 *2*4*11 生姜 *5	蒼朮 *7*8 修治附子末	大棗 *3
TJ-24	加味逍遙散	柴胡 *1*2*3 茯苓 *3 生姜 *5	芍薬 *2*4*11 山梔子 *1*2*7 薄荷	蒼朮 *7*8 牡丹皮 *2	当帰 *2 甘草 *7

解熱（下熱） *1　鎮痛 *2　鎮静 *3　筋弛緩 *4　健胃・整胃 *5　抗菌 *6　抗炎症・去炎 *7　抗潰瘍 *8　免疫賦活 *9　抗痙攣 *10　血行促進 *11

参考文献

1) 和嶋浩一：顎関節症と漢方．TUMURA MEDICAL TODAY BSC 医学番組「耳鼻・口腔疾患と漢方シリーズ」．
2) 鯵坂一郎：顎関節症の東洋医学的考察．日本歯科東洋医学会誌，22（1・2）：1-6，2003．
3) 大川周治：顎関節症による極度の開口障害に芍薬甘草湯が奏効した1例．漢方医学（0288-2485），24（4）：169，2000．
4) 大川周治：顎関節症に対する加味逍遙散の有用性について．漢方診療，18（6）：22-25，1999．
5) 小松賢一ほか：顎関節症に対する漢方療法の経験．痛みと漢方，7：97-101，1997．
6) 佐藤恭道ほか：顎関節症Ⅰ型に対する十全大補湯の効果．漢方医学，20（3）：21-23，1996．
7) 別部智司ほか：治療に難渋した心因性顎関節症への漢方応用の1例．痛みと漢方，（4）：37-42，1994．
8) 大目 亨：顎関節症．日医雑誌，114（4）：15，1995．
9) 佐野和生ほか：顎関節症と葛根湯．東洋医学，23（1）：22-26，1995．
10) 本間行雄：漢方薬により開口した顎関節症．心身医療，7（2）：78-80，1995．
11) 本間行雄：証により治癒した顎関節症．Medical Practice 11（10）：1994．
12) 大目 亨ほか：顎関節症に対するツムラ葛根湯，ツムラ加味逍遙散の併用効果．漢方医学，14（5）：20-24，1990．
13) 坪井陽一ほか：顎関節症に対する加味逍遙散の使用経験．漢方医学，14（1）：21-26，1990．
14) 小池一喜ほか：漢方薬Ⅷ　顎関節症．新歯科時報，12（7）：35-38，1989．
15) 三好憲裕ほか：顎関節症に対する柴朴湯および Ethyl loflazepate（メイラックス）の使用経験．心身歯，4（1）：24-27，1989．
16) 佐野和生ほか：顎関節症に対する・根湯の使用経験．日本口腔外科学会雑誌，33（8）：204-211，1987．
17) 柿木保明：歯科漢方ハンドブック．有）KISO サイエンス．

COLUMN　舌診

舌の所見は患者の状態を知るうえで非常に重要である．
舌診では，舌の厚薄，色，形，苔，痕などの状態を望診(ぼうしん)する．
① 厚薄：厚い舌は実証(じっしょう)，薄い舌は虚証(きょしょう)である．
② 歯痕：歯の辺縁に歯の型がついて凸凹状態．水分代謝低下であり水毒の所見である．
③ 溝状舌：粘膜再生力の低下
④ 白厚苔：気虚の舌であり，体力不足．消化管の疲労症や慢性消化管疾患が疑われる．
⑤ 紅舌：血液中の水分の減少，熱証(ねっしょう)と考えられる．
⑥ 黄苔：胃腸障害，熱証でみられることが多い．
⑦ 黒毛舌：菌交代現象

参考文献
1) 別部智司，世良田和幸編：臨床家のための舌診のすべて―東洋医学・西洋医学の融合―．1版2刷．医歯薬出版，東京，2005．

抜歯処置に使用する漢方処方

抜歯後の疼痛緩和においては非ステロイド消炎鎮痛剤の使用によって消化性潰瘍を起こす場合や，肝，腎機能の低下している高齢者，胃腸機能の弱い患者への投与が困難な場合に，初めて漢方薬の投与が選択となる．

第一選択肢として立効散（りっこうさん）があげられる．アズレン製剤の含嗽と同等の使用法にて桔梗湯（ききょうとう），炎症が強い場合の抗生剤との併用効果を高める目的で小柴胡湯（しょうさいことう），心因的要因から疼痛が強い場合に柴胡桂枝湯（さいこけいしとう）の投与が選択される．

また，抜歯前の嘔吐反射が強い場合に五苓散（ごれいさん）を冷服することにより症状の改善がみられた症例が報告されている．

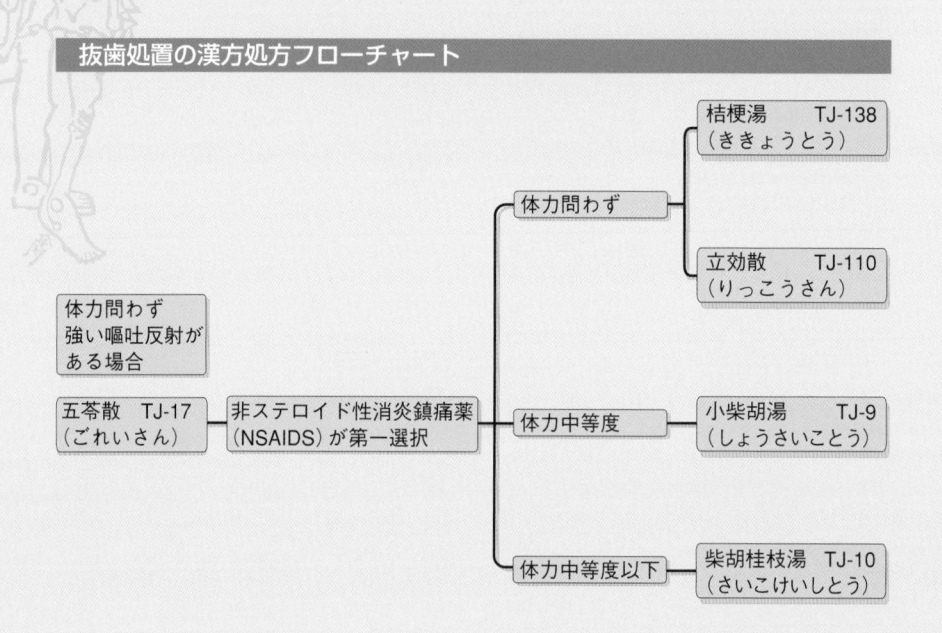

抜歯処置の漢方処方フローチャート

```
体力問わず
強い嘔吐反射が       ┐
ある場合             │
                    │
五苓散　TJ-17       │
（ごれいさん）       │
                    │
                    ├─ 非ステロイド性消炎鎮痛薬 ─┬─ 体力問わず ─┬─ 桔梗湯　TJ-138
                         （NSAIDS）が第一選択    │              │   （ききょうとう）
                                                │              │
                                                │              └─ 立効散　TJ-110
                                                │                  （りっこうさん）
                                                │
                                                ├─ 体力中等度 ─── 小柴胡湯　TJ-9
                                                │                 （しょうさいことう）
                                                │
                                                └─ 体力中等度以下 ─ 柴胡桂枝湯　TJ-10
                                                                  （さいこけいしとう）
```

抜歯時に関連する生薬作用表

TJ-17	五苓散	沢瀉 *13 桂皮 *1*2	蒼朮 *7*8	猪苓 *13	茯苓 *3*13
TJ-110	立効散	細辛 *3 竜胆 *5	升麻 *7*12	防風 *1	甘草 *7
TJ-138	桔梗湯	桔梗 *1*2*3*7	甘草 *7		
TJ-9	小柴胡湯	柴胡 *1*2*3 人参 *5	半夏 *2 甘草 *7	黄芩 *5*7 生姜 *5	大棗 *3
TJ-10	柴胡桂枝湯	柴胡 *1*2*3 桂皮 *1*2 生姜 *5	半夏 *2 芍薬 *2*4*11	黄芩 *5*7 大棗 *3	甘草 *7 人参 *5

解熱（下熱）*1　鎮痛 *2　鎮静 *3　筋弛緩 *4　健胃・整胃・整腸 *5　抗菌 *6　抗炎症 *7
抗消化性潰瘍 *8　免疫賦活 *9　抗痙攣 *10　血行促進 *11　止血 *12　利水 *13

参考文献

1) 福田節子：嘔吐反射が強い人の下顎智歯の抜歯に五苓散が奏効した1症例．漢方医学，28（1）：24，2004．
2) 千葉雅俊ほか：慢性の上顎部痛に対し立効散が著効した1症例．ペインクリニック，24（5）：689-692，2003．
3) 漢方薬のくすりのしおり（立効散）．漢方調剤研究，9（3）：49-51，2001．
4) 吉野　晃ほか：抜歯後疼痛に対する立効散の効果．日本口腔診断学会雑誌，13（1）：107-112，2000．
5) 高山治子ほか：心理的要因で歯痛を訴え抜歯をくり返してきた1症例．日本歯科麻酔学会雑誌，26（3）：404-407，1998．
6) 神谷　浩：抜歯後疼痛に対する立効散の使用経験．日本東洋医学雑誌，45（1）：147-150，1994．
7) 別部智司：漢方薬の応用例—抜歯後患者に対する小柴胡湯の抗生物質との併用について—．歯学ジャーナル，32（6）：731-737，1990．
8) 神谷　浩：抜歯後疼痛に対する桔梗湯の効果．日本歯科東洋医学会誌，12（1・2）：21-24，1993．
9) 柿木保明：歯科漢方ハンドブック．有）KISOサイエンス．

歯周疾患への漢方処方

歯周疾患は歯周炎，歯肉炎に大別できる．
歯周炎を東洋医学的な概念を加味して分類すると以下のように分類できる．

1. 免疫低下型

歯肉の炎症傾向が少ないにもかかわらず，わずかな出血や排膿が続いたり，歯肉の退縮，歯の動揺，歯槽骨の吸収が認められる．生体の防御反応の低下が考えられる場合．温清飲はこの分類時の適応となる．

2. 炎症型

歯肉の発赤，腫脹，疼痛，出血，排膿などの炎症症状が著名に認められる．いずれの場合も成人性の歯周炎における症状と似る．大柴胡湯，黄連解毒湯，排膿散及湯はこの分類時の適応となる．

歯肉炎（急性壊死性潰瘍性歯肉炎：ANUG）においては，疾病の根本原因に対する治療に補中益気湯を投与し，奏功した治験例があるので紹介する．

漢方薬の選択

歯周疾患はバイオフィルム（プラーク）が原因となる疾患であり，東洋医学的概念としては免疫低下型と炎症型に分類される．歯周疾患治療の成功の鍵は，患者と共同して行われる歯周基本治療である．

歯周基本治療が成功し，漢方薬と併用した時，歯周疾患の進行抑制を期待できる．

歯周疾患の漢方処方フローチャート

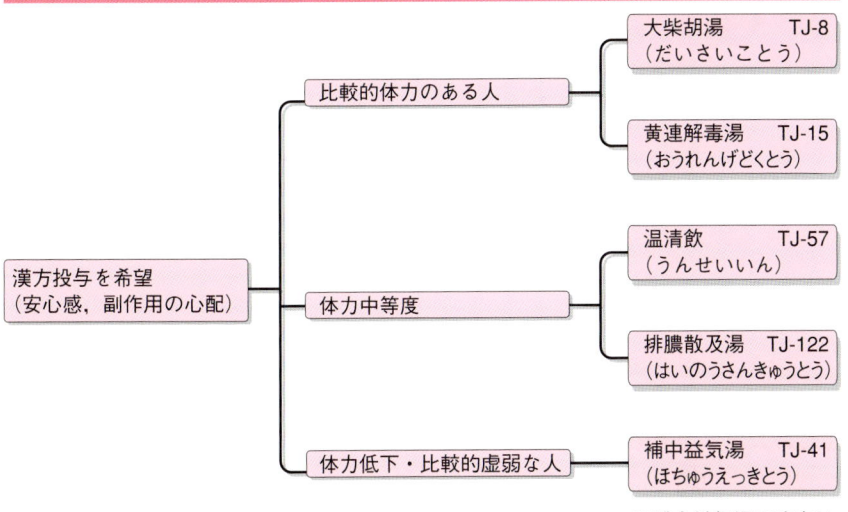

```
漢方投与を希望          ┌─ 比較的体力のある人 ──┬─ 大柴胡湯      TJ-8
(安心感, 副作用の心配)  │                        │  (だいさいことう)
                        │                        └─ 黄連解毒湯    TJ-15
                        │                           (おうれんげどくとう)
                        │
                        ├─ 体力中等度 ──────────┬─ 温清飲        TJ-57
                        │                        │  (うんせいいん)
                        │                        └─ 排膿散及湯    TJ-122
                        │                           (はいのうさんきゅうとう)
                        │
                        └─ 体力低下・比較的虚弱な人 ─ 補中益気湯  TJ-41
                                                     (ほちゅうえっきとう)
```

※補中益気湯の適応は ANUG の場合のみ文献があります

歯周疾患への生薬作用表

TJ-8	大柴胡湯	柴胡 *1*2*3 大棗 *3	半夏 *2 枳実	黄芩 *5*7 生姜 *5	芍薬 *5
TJ-15	黄連解毒湯	黄芩 *5*7	黄連 *3*5*7	山梔子 *1*2*7	黄柏 *5*7*6
TJ-57	温清飲	地黄 *2*3*12 黄芩 *5*7	芍薬 *2*4*11 黄柏 *5*6*7	川芎 黄連 *3*5*7	当帰 *2*3 山梔子 *1*2*7
TJ-122	排膿散及湯	桔梗 *1*2*3*7 大棗 *3	甘草 *7 生姜 *5	枳実	芍薬 *5
TJ-41	補中益気湯	黄耆 柴胡 *1*2*3 升麻 *1*7*12	蒼朮 *7*8 大棗 *3 生姜 *5	人参 *5 蔯皮 *5*7	当帰 *2*3 甘草 *7

解熱(下熱) *1　鎮痛 *2　鎮静 *3　筋弛緩 *4　健胃・整胃・整腸 *5　抗菌 *6　抗炎症 *7
抗消化性潰瘍 *8　免疫賦活 *9　抗痙攣 *10　血行促進 *11　止血 *12

参考文献

1) 神保正恒：歯槽膿漏と大柴胡湯. 日本歯科東洋医学会誌, 20 (1・2)：45-46, 2001.

2) 神谷　浩：歯周ポケット掻爬後に対する黄連解毒湯と温清飲の応用. 日本歯科東洋医学会誌, 13 (1・2)：7-11, 1994.

3) 神谷　浩：強度に歯肉が発赤し出血が多い辺縁性歯周炎に対する黄連解毒湯の応用例. 日本歯科東洋医学会誌, 12 (1・2)：17-20, 1993.

4) 神谷　浩：炎症型歯周疾患の急性発作期に対する黄連解毒湯と排膿散及湯の効果. 日本歯科東洋医学会誌, 44 (2)：47-51, 1993.

5) 柿木保明：歯科漢方ハンドブック. 有) KISO サイエンス.

口腔癌への漢方処方

口腔癌は手術療法，放射線療法および化学・免疫療法により高い治療率が期待できるようになっている．機能的・形態的に欠損を生じない放射線治療にも，照射後の口腔粘膜への障害が生じることが多い．

漢方薬は，口腔癌放射線治療における副作用防御効果（放射線性口内炎の症状軽減，咽頭浮腫，摂食時の疼痛緩和）を目標に投与されている．

漢方薬の選択

放射線性の口内炎の摂食障害に十全大補湯，耳下腺悪性腫瘍摘出術後，放射線療法後の咽頭浮腫に五苓散，舌癌患者の摂食時疼痛緩和に立効散，人参養栄湯，白虎加人参湯が用いられ，疼痛コントロール，症状改善が確認されている．

口腔癌の漢方処方フローチャート

口腔癌放射線治療の副作用防止 （放射線性口内炎，咽頭浮腫） 摂食時の疼痛緩和 漢方投与を希望 （安心感，副作用の心配）	放射線治療後の副作用防止		
	体力低下・比較的虚弱な人	十全大補湯 （じゅうぜんたいほとう）	TJ-48
	体力問わず	五苓散 （ごれいさん）	TJ-17
	摂食時の疼痛緩和		
	比較的体力のある人	白虎加人参湯 （びゃっこかにんじんとう）	TJ-34
	体力低下・比較的虚弱な人	人参養栄湯 （にんじんようえいとう）	TJ-108
	体力問わず	立効散 （りっこうさん）	TJ-110

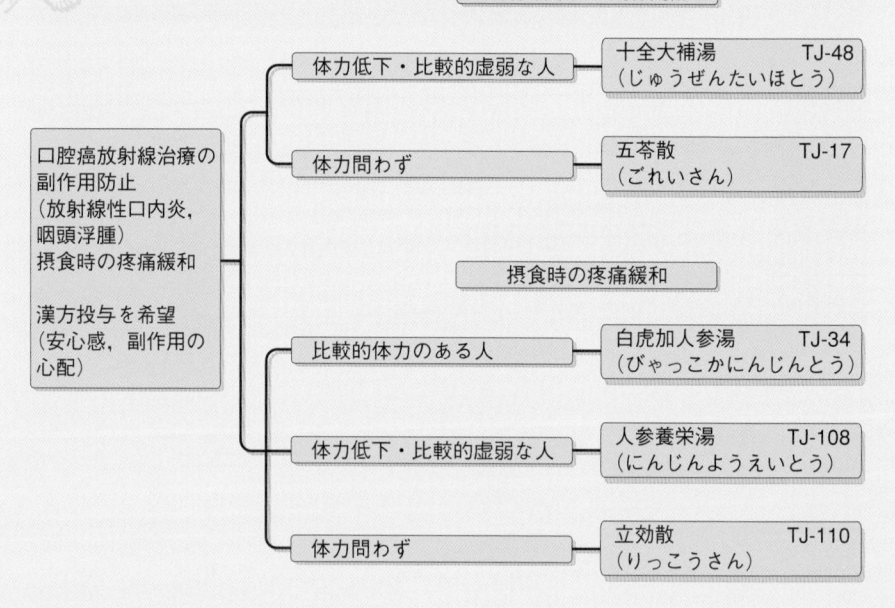

口腔癌生薬作用表

TJ-17	五苓散	沢瀉 桂皮 *1*2	蒼朮 *7*8	猪苓	茯苓 *3
TJ-110	立効散	細辛 *3 龍胆 *5	升麻 *7*12	防風 *1	甘草 *7
TJ-48	十全大補湯	黄耆 川芎 茯苓 *3	桂皮 *1*2 蒼朮 *7*8 甘草 *7	地黄 *2*3*12 当帰 *2*3	芍薬 *2*4*11 人参 *5
TJ-34	白虎加人参湯	石膏 粳米	知母 *1*3	甘草 *7	人参 *5
TJ-108	人参養栄湯	地黄 *1 人参 *5 陳皮 *5	当帰 *2*3 桂皮 *1*2 黄耆	白朮 遠志 甘草 *7	茯苓 *3 芍薬 *2*4*11 五味子

解熱（下熱）*1　鎮痛 *2　鎮静 *3　筋弛緩 *4　健胃・整胃・整腸 *5　抗菌 *6　抗炎症 *7
抗消化性潰瘍 *8　免疫賦活 *9　抗痙攣 *10　血行促進 *11　止血 *12

参考文献

1) 和田重人ほか：口腔癌放射線治療における十全大補湯の副作用防護効果．漢方医学, 28（2）：26-28, 2000.
2) 吉田雅司ほか：口腔癌患者の自己血貯血後における貧血および栄養改善に対する人参養栄湯．Prog. Med., 23：1546-1547, 2003.
3) 竹川佳宏：口腔癌の放射線治療と漢方．漢方医学, 16（11）：Medical Biographic, 1992.
4) 山口孝二郎ほか：摂食時の疼痛緩和に漢方薬が有効であった舌癌の1症例．痛みと漢方, 12：87-90, 2002.
5) 野上達也ほか：頸部郭清術, 放射線治療後の喉頭浮腫に五苓散が有効であった一例．漢方の臨床（0451-307X）, 50（4）：504-507, 2003.
6) 楠　公仁ほか：舌癌に対して漢方治療を行った1症例について．現代東洋医学（0388-6719）, 13（1）臨増：392-394, 1992.

使用方剤一覧

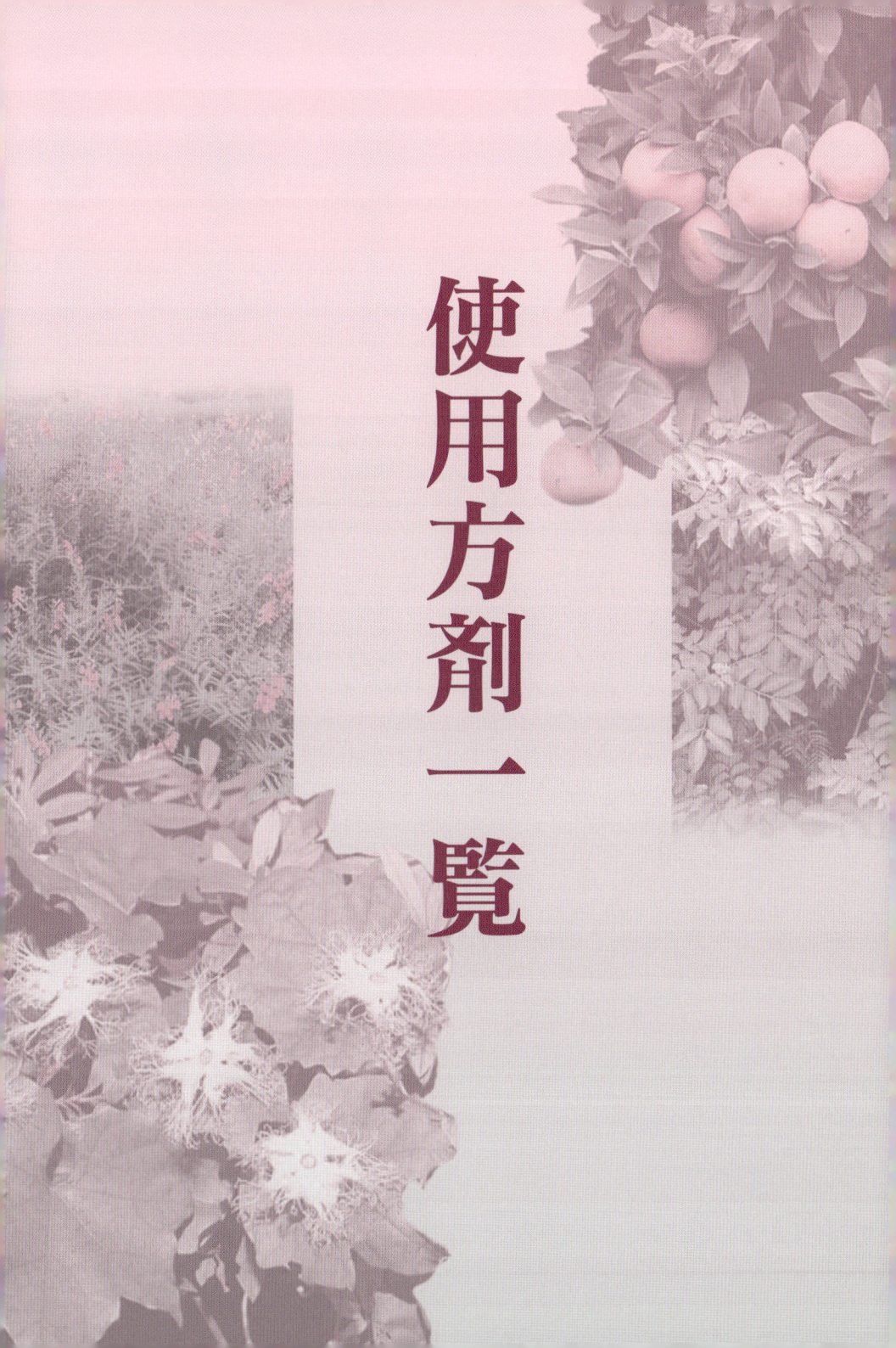

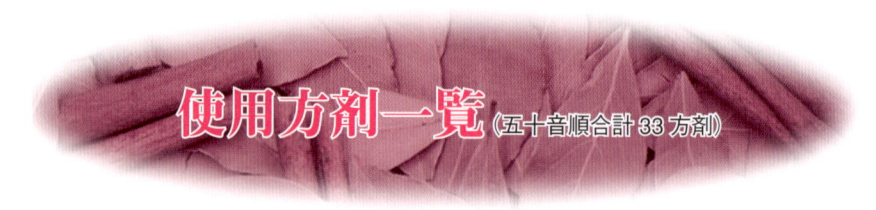

使用方剤一覧 (五十音順合計33方剤)

い

1. 茵蔯蒿湯
（いんちんこうとう）　　TJ-135

【口内炎】

比較的体力はあるが（実証），尿量が減少し，口渇があり，便秘がちな患者の口内炎症状に用いられる．

また口内炎への適応がある．

鑑別すべき方剤：茵蔯五苓散・大柴胡湯・小柴胡湯など

重大な副作用：肝機能障害，黄疸など

構成生薬：茵蔯蒿　山梔子　大黄

- 茵蔯蒿（いんちんこう）―キク科のカワラヨモギの頭花：胆汁分泌促進，肝障害抑制
- 山梔子（さんしし）―アカネ科のクチナシの果実：消炎，止血，解熱，鎮痛，解毒，止血，利胆
- 大黄（だいおう）―タデ科のダイオウの根茎：緩下，利胆，健胃，抗菌，抗炎症，鎮静

う

2. 温清飲
（うんせいいん）　　TJ-57

【歯周炎】【口内炎】

体力中等度以下で不安・不眠・のぼせなどの精神神経症状や，婦人の性器からの出血傾向・月経異常を伴う患者に対して使用される．

また，皮膚が黄褐色を呈し乾燥している場合や，発熱・熱感があって掻痒感が強く，分泌物の少ない皮膚症状を伴う場合にも使用される．構成生薬の黄連には，免疫賦活作用や抗炎症作用があるといわれる．

鑑別すべき方剤：黄連解毒湯・桂枝茯苓丸・十味敗毒湯など

重大な副作用：肝機能障害，黄疸など

構成生薬：地黄　芍薬　川芎　当帰　黄芩　黄柏　黄連　山梔子

- 地黄（じおう）―ゴマノハグサ科アカヤジオウの根茎：増血，止血，鎮静，鎮痛，強壮，血糖値抑制
- 芍薬（しゃくやく）―キンポウゲ科シャクヤクの根：筋肉の緊張緩和，疼痛緩和，血行促進
- 川芎（せんきゅう）―セリ科センキュウの根茎：増血，頭痛・腹痛の緩和
- 当帰（とうき）―セリ科トウキの根：体を温め，増血，血の鬱滞，強壮，鎮痛，鎮静
- 黄芩（おうごん）―シソ科のコガネバナの周皮を除いた根：整胃，整腸，柴胡と協力し去炎症作用
- 黄柏（おうばく）―蜜柑科のキハダの樹皮の黄色い内皮の部分：整胃，整腸，消炎，抗菌作用．民間では打ち身の外用薬として用いられる
- 黄連（おうれん）―キンポウゲ科のオ

ウレンの根茎：去炎症作用，止血，健胃，鎮静
・山梔子（さんしし）―アカネ科クチナシの果実：鎮静，胃腸障害抑制，利胆，清熱解毒

お

3. 黄連解毒湯
（おうれんげどくとう）　　TJ-15

【味覚異常】【歯周炎】【口内炎】【口臭】

　比較的体力があり，慢性的にいらいらするなど精神症状や，のぼせているなどの症状をもつ患者の，口腔内の痛み・歯肉など身体各部位からの出血・精神的不安感・不眠症状・口腔の炎症後の味覚異常などに対して用いられ，消炎，解熱，鎮静，止血，化膿，毛細血管透過性・滲出の抑制作用をもつといわれる．

鑑別すべき方剤：半夏瀉心湯・柴胡加竜骨牡蠣湯など

重大な副作用：間質性肺炎，肝機能障害，黄疸など

構成生薬：黄芩　黄連　山梔子　黄柏

・黄芩（おうごん）―シソ科のコガネバナの周皮を除いた根：整胃，整腸．柴胡と協力し去炎症作用
・黄連（おうれん）―キンポウゲ科のオウレンの根茎：去炎症作用，止血，健胃，鎮静，抗菌
・山梔子（さんしし）―アカネ科のクチナシの果実：精神不安，充血，吐血，血尿，下血．黄疸などを伴う疾病に，消炎，止血，解熱，鎮痛薬として配合される
・黄柏（おうばく）―蜜柑科のキハダの樹皮の黄色い内皮の部分：整胃，整腸，消炎，抗菌作用．民間では打ち身の外用薬として用いられる

4. 黄連湯
（おうれんとう）　　TJ-120

【口内炎】【口臭】

　体力が中等度以上で，胃部の停滞感や不快感があり，食欲不振のある患者の口内炎・口角炎・悪心・嘔吐・急性胃炎などに用いられる．特に，舌に黄色苔・白苔などがみられ，口臭を伴う場合は黄連湯の好適用となる．構成生薬の黄連には免疫賦活作用，抗炎症作用があるといわれる．

鑑別すべき方剤：半夏瀉心湯・大柴胡湯・柴胡桂枝湯・人参湯など

重大な副作用：偽アルドステロン症，ミオパシーなど

構成生薬：半夏　黄連　甘草　桂皮　大棗　人参　乾姜

・半夏（はんげ）―サトイモ科カラスビシャクの塊茎：鎮静，鎮吐，唾液分泌促進，鎮痙，抗潰瘍
・黄連（おうれん）―キンポウゲ科のオウレンの根茎：去炎症作用，止血，健胃，鎮静，抗菌
・甘草（かんぞう）―マメ科植物の根：飲みやすくするための配合．肝臓活性化，鎮咳，胃潰瘍・十二指腸潰瘍の緩和，強壮．1日10ｇ以上服用すると尿量減少，浮腫，血圧上昇
・桂皮（けいひ）―クスノキ科植物の樹皮または周皮の一部を除いたもの：発汗，解熱，鎮静，鎮痙攣，抗炎症・抗

アレルギー，抗潰瘍
- 大棗（たいそう）—クロウメモドキ科ナツメの果実：緩和，強壮，利尿，鎮咳
- 人参（にんじん）—オタネ人参：強精，強壮，健胃整腸，補血，去痰
- 乾姜（かんきょう）—生姜の根を乾燥させたもの：新陳代謝，血行，食欲の促進，止瀉・整腸

か

5. 葛根湯（かっこんとう） TJ-1

【歯周炎】【口内炎】【顎関節】

葛根湯は比較的体力のある人で，炎症あるいは疼痛性疾患の初期，あるいは慢性疾患の急性増悪期に用いる．疼痛性疾患では局所の疼痛，腫脹，発赤を訴える場合に用いる．肩こり，神経痛，頭痛も適応である．（病型分類Ⅰ～Ⅴ型）．筋の緊張を主症状とするものに用いる．

重大な副作用：偽アルドステロン症，ミオパシー，肝機能障害，黄疸など

構成生薬：葛根　大棗　麻黄　甘草　桂皮　芍薬　生姜

- 葛根（かっこん）—マメ科のクズの周皮を除いた根：発汗，解熱，緩解，感冒，熱性病，肩こり
- 大棗（たいそう）—クロウメモドキ科ナツメの果実：緩和，強壮，利尿，鎮咳
- 麻黄（まおう）—マオウ科植物の地上茎：発汗，解熱，鎮咳，利尿，ぜんそく治療
- 甘草（かんぞう）—マメ科植物の根：飲みやすくするための配合．肝臓活性化，鎮咳，胃潰瘍・十二指腸潰瘍の緩和，強壮．1日10g以上服用すると尿量減少，浮腫，血圧上昇
- 桂皮（けいひ）—クスノキ科のシナモンの樹皮または周皮の一部を除いたもの：芳香健胃薬として他薬と配合．発汗，解熱，鎮痛，上逆，頭痛，疼痛
- 芍薬（しゃくやく）—キンポウゲ科シャクヤクの根：筋肉の緊張緩和，疼痛緩和，血行促進
- 生姜（しょうきょう）—生姜の根の生のもの：健胃，消化吸収促進

6. 加味逍遙散（かみしょうようさん） TJ-24

【舌痛症】【顎関節】

加味逍遙散は比較的虚弱な人で疲労しやすく，精神不安，不眠，更年期障害，頭痛，イライラなどの精神神経症状を訴える場合に用いる．肩こり，めまいにも適応になる．

舌痛症におけるファーストチョイスとして使用してみると良い．内分泌的な調整作用や鎮痛，鎮静作用がある．（病型分類Ⅰ，Ⅴ型）．消炎・鎮痛・鎮静作用がある．

鑑別すべき方剤：補中益気湯・当帰芍薬散・小柴胡湯など

重大な副作用：偽アルドステロン症，ミオパシー，肝機能障害，黄疸など

慎重投与：著しく胃腸虚弱で，食欲不振・悪心・嘔吐のある患者

構成生薬：柴胡　芍薬　蒼朮　当帰　茯苓　山梔子　牡丹皮　甘草　生姜

薄荷(はっか)

- 柴胡（さいこ）―セリ科のミシマサイコの根：解熱，鎮痛，抗炎症，鎮静作用
- 芍薬（しゃくやく）―キンポウゲ科シャクヤクの根：筋肉の緊張緩和，疼痛緩和，血行促進
- 蒼朮（そうじゅつ）―キク科のホソバオケラの根茎：抗消化性潰瘍作用，利胆作用，抗炎症
- 当帰（とうき）―セリ科トウキの根：体を温め，増血，血の欝滞，強壮，鎮痛，鎮静
- 茯苓（ぶくりょう）―サルノコシカケ科マツホド：鎮静，利尿，強壮
- 山梔子（さんしし）―アカネ科のクチナシの果実：精神不安，充血，吐血，血尿，下血，黄疸などを伴う疾病に，消炎，止血，解熱，鎮痛薬として配合される
- 牡丹皮（ぼたんぴ）―ボタン科のボタンの根皮：停滞する血行の障害，更年期の神経症，鎮静，鎮痛，月経の不順・困難
- 甘草（かんぞう）―マメ科植物の根：飲みやすくするための配合．肝臓活性化，鎮咳，胃潰瘍・十二指腸潰瘍の緩和，強壮．1日10g以上服用すると尿量減少，浮腫，血圧上昇
- 生姜（しょうきょう）―生姜の根の生のもの：健胃，消化吸収促進
- 薄荷（はっか）―シソ科のハッカの地上部：口腔内の清涼感，消化不良，頭痛，めまいの改善

7. 甘麦大棗湯（かんばくたいそうとう） TJ-72

【顎関節】

甘麦大棗湯(かんばくたいそうとう)は比較的体力の低下した人で，神経興奮がはなはだしく，不安，不眠，ひきつけなどのある場合に用いる．神経過敏，筋肉の痙攣・硬直，ヒステリー，うつ，自立神経失調症などが適応となる．（病型分類Ⅰ，Ⅴ型）．

重大な副作用：偽アルドステロン症，ミオパシー，肝機能障害，黄疸など

構成生薬：大棗(たいそう)　小麦(しょうばく)　甘草(かんぞう)

- 大棗（たいそう）―クロウメモドキ科ナツメの果実：緩和，強壮，利尿，鎮咳
- 小麦（しょうばく）―イネ科，コムギの種子：中枢抑制作用，抗腫瘍作用，筋弛緩作用
- 甘草（かんぞう）―マメ科植物の根：飲みやすくするための配合．肝臓活性化，鎮咳，胃潰瘍・十二指腸潰瘍の緩和，強壮．1日10g以上服用すると尿量減少，浮腫，血圧上昇

き

8. 桔梗湯（ききょうとう） TJ-138

【抜歯】

桔梗湯(ききょうとう)は咽・咽喉の炎症で，疼痛，腫脹，発赤がある場合に用いる．軽度の発熱，喉嗽，喀痰，嚥下困難などを伴うことが多い．

重大な副作用：偽アルドステロン症，ミオパシー，肝機能障害，黄疸など

構成生薬：甘草(かんぞう)　桔梗(ききょう)

・甘草（かんぞう）—マメ科植物の根およびストロン：飲みやすくするための配合．肝臓活性化，鎮咳，胃潰瘍・十二指腸潰瘍の緩和，強壮．1日10ｇ以上服用すると尿量減少，浮腫，血圧上昇
・桔梗（ききょう）—キキョウ科のキキョウの根：根にサポニンを多量に含有する．去痰剤効果，排膿，鎮痛作用をもつ．鎮痛，鎮静，解熱，鎮咳，去痰，抗炎症

け

9. 桂枝加朮附湯（けいしかじゅつぶとう） TJ-18

【舌痛症】【口内炎】【口腔乾燥】【顎関節】

桂枝加朮附湯は冷え性で比較的体力の低下した人が，四肢関節の疼痛，腫脹，四肢の運動障害などを訴える場合に用いる．四肢の関節痛では，寒冷により憎悪する場合や朝の手のこわばり，尿量減少を訴える場合が適応となる．（病型分類Ⅰ～Ⅴ型）．

重大な副作用：偽アルドステロン症，ミオパシーなど

慎重投与：体力の充実した患者，暑がりでのぼせが強くある場合

構成生薬：桂皮　芍薬　蒼朮　大棗　甘草　生姜　附子（修治附子末）

・桂皮（けいひ）—クスノキ科植物の樹皮または周皮の一部を除いたもの：発汗・解熱，鎮静，鎮痙攣，抗炎症・抗アレルギー，抗潰瘍
・芍薬（しゃくやく）—キンポウゲ科シャクヤクの根：筋肉の緊張緩和，疼痛緩和，血行促進
・蒼朮（そうじゅつ）—キク科のホソバオケラの根茎：抗消化性潰瘍作用，利胆作用，抗炎症
・大棗（たいそう）—クロウメモドキ科ナツメの果実：緩和，強壮，利尿，鎮咳
・甘草（かんぞう）—マメ科植物の根およびストロン：飲みやすくするための配合．肝臓活性化，鎮咳，胃潰瘍・十二指腸潰瘍の緩和，強壮．1日10ｇ以上服用すると尿量減少，浮腫，血圧上昇
・生姜（しょうきょう）—生姜の根の生のもの：健胃，消化吸収促進
・附子（ぶし）—キンポウゲ科のカラトリカブト（ハナトリカブト）の塊根：鎮痛，強心，興奮，新陳代謝亢進，利尿，四肢関節の痛み・麻痺の回復

こ

10. 香蘇散（こうそさん） TJ-70

【口内炎】

胃腸虚弱で神経質の人の風邪の初期に用いる．

鑑別すべき方剤：葛根湯・桂枝湯・加味逍遙散など

重大な副作用：偽アルドステロン症，ミオパシーなど

併用注意：甘草・グリチルリチン含有製剤との併用は十分に注意すること

構成生薬：香附子　蘇葉　陳皮　甘草　生姜

・香附子（こうぶし）—カヤツリグサ科

- のハマスゲの根茎：通経，浄血，鎮痛
- 蘇葉（そよう）―シソの葉：発汗，健胃，気の欝滞を発散，気分を明るくする
- 陳皮（ちんぴ）―ミカン科ウンシュウミカンの成熟した果皮：中枢抑制，抗痙攣，抗炎症・抗アレルギー，健胃
- 甘草（かんぞう）―マメ科植物の根：飲みやすくするための配合．肝臓活性化，鎮咳，胃潰瘍・十二指腸潰瘍の緩和，強壮．1日10 g以上服用すると尿量減少，浮腫，血圧上昇
- 生姜（しょうきょう）―生姜の根の生のもの：健胃，消化吸収促進

11. 五苓散
（ごれいさん） TJ-17

【抜歯】【口内炎】【口腔癌】【口腔乾燥】

体力の虚実を問わず，舌に歯痕がみられることの多い口渇ならびに尿量減少のみられる患者に対して用いられる．舌への歯痕は，体内の水分代謝が不十分である場合の漢方的所見のひとつである．

五苓散は，むくみがある状態で服用すると，尿量が増えてむくみを取る方向に働き，一方利尿剤であるフロセミドの投与時に服用すると，逆に尿量を減少させて，体内に水をとどめてくれるような作用をもつ．このような働きを漢方では利水作用と呼ぶ．

効能・効果として，ネフローゼ，尿毒症，二日酔い，浮腫，下痢，口渇，糖尿病に効果があるとされている．抜歯時の嘔吐反射に対して抑制効果をもつことが報告されている．

鑑別すべき方剤：八味地黄丸（はちみじおうがん）・茵蔯五苓散（いんちんごれいさん）・柴苓湯など
構成生薬：沢瀉（たくしゃ） 蒼朮（そうじゅつ） 猪苓（ちょれい） 茯苓（ぶくりょう） 桂皮（けいひ）

- 沢瀉（たくしゃ）―オモダカ科，サジオモダカの塊茎の周皮を除いたもの：利尿，止渇，小便不利，頻数，めまい，口渇に応用する
- 蒼朮（そうじゅつ）―キク科のホソバオケラの根茎：抗消化性潰瘍作用，利胆作用，抗炎症
- 猪苓（ちょれい）―サルノコシカケ科，チョレイマイタケの菌核：主として，口渇があり，小便の出にくいものは治といわれる
- 茯苓（ぶくりょう）―サルノコシカケ科マツホド：鎮静，利尿，強壮
- 桂皮（けいひ）―クスノキ科のシナモンの樹皮または周皮の一部を除いたもの：芳香健胃薬として他薬と配合．発汗，解熱，鎮痛，上逆，頭痛，疼痛

さ

12. 柴胡加竜骨牡蛎湯
（さいこかりゅうこつぼれいとう） TJ-12

【味覚異常】

柴胡加竜骨牡蛎湯（さいこかりゅうこつぼれいとう）は比較的体力があり，心悸亢進，不眠，いらだち等の精神症状があるので，動悸や物事に驚きやすいなどの特徴がある場合に使用される．頭痛，頭重，肩こりなどを伴う場合も適応になる．高齢者で抑うつ状態の人に適応が多い．主たる薬効は，清熱妄神である．

鑑別すべき方剤：桂枝加竜骨牡蛎湯（けいしかりゅうこつぼれいとう）・

大柴胡湯(だいさいことう)

重大な副作用：間質性肺炎，肝機能障害，黄疸

構成生薬：柴胡(さいこ) 半夏(はんげ) 桂皮(けいひ) 茯苓(ぶくりょう) 黄芩(おうごん) 大棗(たいそう) 人参(にんじん) 牡蛎(ぼれい) 竜骨(りゅうこつ) 生姜(しょうきょう)

- 柴胡（さいこ）—セリ科のミシマサイコの根：解熱，鎮痛，鎮静
- 半夏（はんげ）—サトイモ科カラスビシャクの根茎：制吐，鎮咳，去痰，利尿，胃のつかえをとる，喉の痛みをとる
- 桂皮（けいひ）—クスノキ科のシナモンの樹皮または周皮の一部を除いたもの：芳香健胃薬として他薬と配合．発汗，解熱，鎮痛，上逆，頭痛，疼痛
- 黄芩（おうごん）—シソ科のコガネバナの周皮を除いた根：消炎，解熱薬として，黄疸，呼吸器感染症，胃炎，腸炎などに応用．整胃，整腸，柴胡と協力し去炎症作用をもつ
- 大棗（たいそう）—クロウメモドキ科ナツメの果実：緩和，強壮，利尿，鎮咳
- 人参（にんじん）—オタネ人参：強精，強壮，健胃整腸，補血，去痰
- 牡蛎（ぼれい）—牡蠣の貝がら：炭酸カルシウム，リン酸カルシウムなどの無機塩類，アミノ酸類，グリコーゲン，タウリン，ビタミンを含む．鎮静作用，免疫賦活作用
- 竜骨（りゅうこつ）—古代大型哺乳動物の化石：鎮静，収斂，止血，体温低下，抗痙攣，中枢神経抑制
- 生姜（しょうきょう）—生姜の根の生のもの：健胃，消化吸収促進

13. 柴胡桂枝乾姜湯（さいこけいしかんきょうとう）TJ-11

【味覚異常】

比較的体力の低下した人で，顔色がすぐれず，疲労倦怠感があり，動悸，息切れ，不眠，神経過敏などの精神神経症状を伴う場合に用いる．冷え性，貧血傾向も使用目標である．

鑑別すべき方剤：柴胡加竜骨牡蠣湯(さいこかりゅうこつぼれいとう)・小柴胡湯(しょうさいことう)・柴胡桂枝湯(さいこけいしとう)

重大な副作用：間質性肺炎，偽アルドステロン症，ミオパシー，肝機能障害，黄疸

構成生薬：柴胡(さいこ) 黄芩(おうごん) 栝楼根(かろこん) 桂皮(けいひ) 牡蛎(ぼれい) 甘草(かんぞう) 乾姜(かんきょう)

- 柴胡（さいこ）—セリ科のミシマサイコの根：解熱，鎮痛，鎮静
- 黄芩（おうごん）—シソ科のコガネバナの周皮を除いた根：整胃，整腸．柴胡(さいこ)と協力し去炎症作用
- 栝楼根（かろこん）—ウリ科キカラスウリ，オオカラスウリの皮層を除いた根：抗消化性潰瘍作用，血小板機能抑制作用
- 桂皮（けいひ）—クスノキ科のシナモンの樹皮または周皮の一部を除いたもの：芳香健胃薬として他薬と配合．発汗，解熱，鎮痛，上逆，頭痛，疼痛
- 牡蛎（ぼれい）—牡蠣(かき)の貝がら：炭酸カルシウム，リン酸カルシウムなどの無機塩類，アミノ酸類，グリコーゲン，タウリン，ビタミンを含む．鎮静作用，免疫賦活作用
- 甘草（かんぞう）—マメ科植物の根：飲みやすくするための配合．肝臓活性

化，鎮咳，胃潰瘍・十二指腸潰瘍の緩和，強壮．1日10g以上服用すると尿量減少，浮腫，血圧上昇
- 乾姜（かんきょう）—生姜の根茎を湯通しした後，コルク皮をとり去り煮沸して乾燥したもの：鎮静作用，解熱・鎮痛作用，抗痙攣作用

14. 柴胡桂枝湯（さいこけいしとう） TJ-10

【抜歯】

柴胡桂枝湯は体力中等度以下で心因的要因による歯痛がある場合に用いる．また熱性疾患で急性期を経て頭痛，悪寒，関節痛，食欲不振のある場合，身体痛，はきけを伴う場合も適応となる．

鑑別すべき方剤：小柴胡湯・大柴胡湯・柴胡加竜骨牡蠣湯・柴胡桂枝乾姜湯

重大な副作用：間質性肺炎，偽アルドステロン症，ミオパシー，肝機能障害，黄疸

構成生薬：柴胡 半夏 黄芩 甘草 桂皮 芍薬 大棗 人参 生姜

- 柴胡（さいこ）—セリ科のミシマサイコの根：解熱，鎮痛，鎮静
- 半夏（はんげ）—サトイモ科カラスビシャクの根茎のコルク層を除去したもの：制吐，鎮咳，去痰，利尿，胃のつかえをとる，喉の痛みをとる
- 黄芩（おうごん）—シソ科のコガネバナの周皮を除いた根：整胃，整腸．柴胡と協力し去炎症作用
- 甘草（かんぞう）—マメ科植物の根：飲みやすくするための配合．肝臓活性化，鎮咳，胃潰瘍・十二指腸潰瘍の緩和，強壮．1日10g以上服用すると尿量減少，浮腫，血圧上昇，ステロイド様作用
- 桂皮（けいひ）—クスノキ科植物の樹皮または周皮の一部を除いたもの：発汗・解熱，鎮静・鎮痙攣，抗炎症・抗アレルギー，抗潰瘍
- 芍薬（しゃくやく）—キンポウゲ科シャクヤクの根：筋肉の緊張緩和，疼痛緩和，血行促進
- 大棗（たいそう）—クロウメモドキ科ナツメの果実：緩和，強壮，利尿，鎮咳
- 人参（にんじん）—オタネ人参：強精，強壮，健胃整腸，補血，去痰，ステロイド様作用
- 生姜（しょうきょう）—生姜の根の生のもの：健胃，消化吸収促進

15. 柴朴湯（さいぼくとう） TJ-96

【味覚異常】【舌痛症】【口内炎】【顎関節】

気分がふさいで，咽喉，食道部に異物感（ヒステリー球）があり，時に動悸，めまい，嘔気などを伴う場合，不安神経症や精神不安，抑うつ傾向を指標に味覚異常の第一選択薬として使用される場合が多い．妊娠初期や，つわり後の味覚異常に用いられる．ヒスタミン遊離阻害，抗アレルギー，LT遊離阻害による抗炎症，鎮静，唾液分泌促進作用がある．（病型分類Ⅰ，Ⅴ型）

重大な副作用：間質性肺炎，偽アルドステロン症，ミオパシー，肝機能障害，黄疸

慎重投与：著しく体力が衰えている患者
構成生薬：柴胡　半夏（はんげ）　茯苓（ぶくりょう）　黄芩（おうごん）
厚朴（こうぼく）　大棗（たいそう）　人参（にんじん）　甘草（かんぞう）　蘇葉（そよう）　生姜（しょうきょう）

・柴胡（さいこ）―セリ科のミシマサイコの根：解熱，鎮痛，鎮静，ステロイド様作用
・半夏（はんげ）―サトイモ科カラスビシャクの根茎のコルク層を除去したもの：制吐，鎮咳，去痰，利尿，胃のつかえをとる，喉の痛みをとる
・茯苓（ぶくりょう）―サルノコシカケ科マツホド：鎮静，利尿，強壮
・黄芩（おうごん）―シソ科のコガネバナの周皮を除いた根：整胃，整腸．柴胡（さいこ）と協力し去炎症作用
・厚朴（こうぼく）―モクレン科のホオノキの樹皮：健胃整腸，筋弛緩・抗痙攣作用
・大棗（たいそう）―クロウメモドキ科ナツメの果実：緩和，強壮，利尿，鎮咳
・人参（にんじん）―オタネ人参：強精，強壮，健胃整腸，補血，去痰，ステロイド様作用
・甘草（かんぞう）―マメ科植物の根：飲みやすくするための配合．肝臓活性化，鎮咳，胃潰瘍・十二指腸潰瘍の緩和，強壮．1日10g以上服用すると尿量減少，浮腫，血圧上昇，ステロイド様作用
・蘇葉（そよう）―シソの葉：発汗，健胃，気の鬱滞を発散，気分を明るくする
・生姜（しょうきょう）―生姜（しょうが）の根の生のもの：健胃，消化吸収促進

16. 柴苓湯
（さいれいとう）　TJ-114
【口内炎】

体力中程度の人で，心窩部より季肋部にかけての苦満感，ならびに抵抗・圧痛（胸脇苦満）があり，尿量減少，浮腫，口渇などを伴う場合に用いる．

重大な副作用：間質性肺炎，偽アルドステロン症，ミオパシー，肝機能障害，黄疸など
慎重投与：著しく体力の衰えている患者では副作用発現が増強される恐れがある
構成生薬：柴胡（さいこ）　沢瀉（たくしゃ）　半夏（はんげ）　黄芩（おうごん）
蒼朮（そうじゅつ）　大棗（たいそう）　猪苓（ちょれい）　人参（にんじん）　茯苓（ぶくりょう）　甘草（かんぞう）
桂皮（けいひ）　生姜（しょうきょう）

・柴胡（さいこ）―セリ科のミシマサイコの根：解熱，鎮痛，鎮静，ステロイド様作用
・沢瀉（たくしゃ）―オモダカ科，サジオモダカの塊茎の周皮を除いたもの：利尿，止渇，小便不利，頻数，めまい，口渇に応用する
・半夏（はんげ）―サトイモ科カラスビシャクの根茎のコルク層を除去したもの：制吐，鎮咳，去痰，利尿，胃のつかえをとる，喉の痛みをとる
・黄芩（おうごん）―シソ科のコガネバナの周皮を除いた根：整胃，整腸．柴胡（さいこ）と協力し去炎症作用
・蒼朮（そうじゅつ）―キク科のホソバオケラの根茎：抗消化性潰瘍作用，利胆作用，抗炎症
・大棗（たいそう）―クロウメモドキ科ナツメの果実：緩和，強壮，利尿，鎮

咳
- 猪苓（ちょれい）―サルノコシカケ科，チョレイマイタケの菌核：主として，口渇があり，小便の出にくいものは「治」といわれる
- 人参（にんじん）―オタネ人参：強精，強壮，健胃整腸，補血，去痰，ステロイド様作用
- 茯苓（ぶくりょう）―サルノコシカケ科マツホド：鎮静，利尿，強壮
- 甘草（かんぞう）―マメ科植物の根：飲みやすくするための配合．肝臓活性化，鎮咳，胃潰瘍・十二指腸潰瘍の緩和，強壮．1日10g以上服用すると尿量減少，浮腫，血圧上昇，ステロイド様作用
- 桂皮（けいひ）―クスノキ科のシナモンの樹皮または周皮の一部を除いたもの：芳香健胃薬として他薬と配合．発汗，解熱，鎮痛，上逆，頭痛，疼痛
- 生姜（しょうきょう）―生姜の根の生のもの：健胃，消化吸収促進

し

17. 滋陰降火湯（じいんこうかとう） TJ-93

【口腔乾燥】

高齢者など比較的体力の低下した患者の，のどに潤いが無く痰が出なくて咳込むような症状に用いられる．一般に就寝時の咳嗽・口腔乾燥感・咽頭乾燥感・嗄声・便秘などを伴う．

鑑別すべき方剤：麦門冬湯など
重大な副作用：偽アルドステロン症，ミオパシー，食欲不振，胃部不快感など

構成生薬：蒼朮 地黄 芍薬 陳皮 天門冬 当帰 麦門冬 黄柏 甘草 知母

- 蒼朮（そうじゅつ）―キク科のホソバオケラの根茎：抗消化性潰瘍作用，利胆作用，抗炎症
- 地黄（じおう）―ゴマノハグサ科アカヤジオウの根茎：増血，止血，鎮静，鎮痛，強壮，血糖値抑制
- 芍薬（しゃくやく）―キンポウゲ科シャクヤクの根：筋肉の緊張緩和，疼痛緩和，血行促進
- 陳皮（ちんぴ）―ミカン科ウンシュウミカンの成熟した果皮：中枢抑制，抗痙攣，抗炎症・抗アレルギー，健胃
- 天門冬（てんもんどう）―ユリ科クサスギカズラのコルク化した外層を除いた根を蒸したもの：抗菌，殺虫作用
- 当帰（とうき）―セリ科トウキの根：体を温め，増血，血の鬱滞，強壮，鎮痛，鎮静
- 麦門冬（ばくもんとう）―ユリ科のジャノヒゲの根の膨大部：止渇，鎮咳，去痰，鎮静作用，血糖降下
- 黄柏（おうばく）―蜜柑科のキハダの樹皮の黄色い内皮の部分：抗菌，血圧降下，中枢神経抑制，鎮痙，利胆，消炎
- 甘草（かんぞう）―マメ科植物の根：飲みやすくするための配合．肝臓活性化，鎮咳，胃潰瘍・十二指腸潰瘍の緩和，強壮．1日10g以上服用すると尿量減少，浮腫，血圧上昇，ステロイド様作用
- 知母（ちも）―ユリ科のハナスゲの根

茎：ステロイドサポニンを含み，水性エキスはある程度の血糖降下作用をもつ．解熱，利尿，鎮静，鎮咳，止瀉薬として，煩熱，口渇などに応用

18. 芍薬甘草湯
（しゃくやくかんぞうとう） TJ-68

【顎関節】

芍薬甘草湯は，急激に起こる筋肉の痙攣性疼痛（おもに下肢）ならびに腹部疝痛を訴える場合に頓用で用いるとされる．顎関節症の顎関節および咀嚼筋群の疼痛がある場合に使用される．（病型分類Ⅰ型）．鎮痙・鎮静作用がある．

重大な副作用：偽アルドステロン症，ミオパシー，肝機能障害，黄疸など

構成生薬：甘草　芍薬

・甘草（かんぞう）─マメ科植物の根：飲みやすくするための配合．肝臓活性化，鎮咳，胃潰瘍・十二指腸潰瘍の緩和，強壮．1日10g以上服用すると尿量減少，浮腫，血圧上昇

・芍薬（しゃくやく）─キンポウゲ科シャクヤクの根：筋肉の緊張緩和，疼痛緩和，血行促進

19. 十全大補湯
（じゅうぜんたいほとう） TJ-48

【抜歯】【歯周炎】【口内炎】
【口腔癌】【口腔乾燥】

病後・術後・慢性疾患などで，疲労衰弱している場合に用いることが多い．全身倦怠感，食欲不振，顔色不良，皮膚乾燥，貧血などを伴う場合，盗汗，口内乾燥感などを伴う場合が使用目標である．

十全大補湯は抗癌剤や放射線照射の副作用軽減効果，免疫賦活効果，抗腫瘍効果を有することが確認されていることから，口腔癌放射線治療による味覚異常や口内炎防護効果などが報告されている．

抗炎症作用，鎮痛作用，免疫賦活作用，ステロイドホルモン様作用，抗アレルギー作用，抗癌剤の放射線照射の副作用軽減効果，免疫賦活効果，抗腫瘍効果などを有し，放射線照射後の口内炎に用いる．

鑑別すべき方剤：人参養栄湯・補中益気湯・六君子湯など

重大な副作用：偽アルドステロン症，ミオパシー，肝機能障害，黄疸など

構成生薬：黄耆　桂皮　地黄　芍薬　川芎　蒼朮　当帰　人参　茯苓　甘草

・黄耆（おうぎ）─マメ科キバナオウギ・ナイモウオウギの根：強壮，毛細血管拡張，血圧降下，膿を出す．1日量2〜4g

・桂皮（けいひ）─クスノキ科植物の樹皮または周皮の一部を除いたもの：発汗・解熱，鎮静・鎮痙攣，抗炎症・抗アレルギー，抗潰瘍

・地黄（じおう）─ゴマノハグサ科アカヤジオウの根茎：増血，止血，鎮静，鎮痛，強壮，血糖値抑制

・芍薬（しゃくやく）─キンポウゲ科シャクヤクの根：筋肉の緊張緩和，疼痛緩和，血行促進

・川芎（せんきゅう）─セリ科センキュウの根茎：増血，頭痛・腹痛の緩和

・蒼朮（そうじゅつ）─キク科のホソバオケラの根茎：抗消化性潰瘍作用，利胆作用，抗炎症

- 当帰（とうき）―セリ科トウキの根：体を温め，増血，血の欝滞，強壮，鎮痛，鎮静
- 人参（にんじん）―オタネ人参：強精，強壮，健胃整腸，補血，去痰
- 茯苓（ぶくりょう）―サルノコシカケ科マツホド：鎮静，利尿，強壮
- 甘草（かんぞう）―マメ科植物の根：飲みやすくするための配合．肝臓活性化，鎮咳，胃潰瘍・十二指腸潰瘍の緩和，強壮．1日10ｇ以上服用すると尿量減少，浮腫，血圧上昇

20. 十味敗毒湯
（じゅうみはいどくとう）　TJ-6

【歯周炎】【口内炎】

　体力が中等度で，びまん性の発疹・膿疱など，滲出液の少ない各種皮膚疾患に対して用いられる．主として急性憎悪期に用いられ，化膿性疾患が再燃しやすい場合に用いられる．

鑑別すべき方剤：温清飲・排膿散及湯など

重大な副作用：偽アルドステロン症，ミオパシーなど

構成生薬：桔梗　柴胡　川芎　茯苓　防風　甘草　荊芥　樸樕　独活

- 桔梗（ききょう）―キキョウ科のキキョウの根：咽痛治療，去痰剤効果，排膿，唾液分泌・気道粘膜分泌促進．鎮静，鎮痛，鎮咳，去痰，抗炎症，抗アレルギー，胃酸分泌抑制，抗潰瘍，末梢血管拡張作用
- 柴胡（さいこ）―セリ科ミシマサイコの根：解熱，鎮痛，鎮静，肝障害改善，抗炎症・抗アレルギー，抗炎症効果
- 川芎（せんきゅう）―セリ科センキュウの根茎：増血，頭痛・腹痛の緩和
- 茯苓（ぶくりょう）―サルノコシカケ科マツホド：鎮静，利尿，強壮
- 防風（ぼうふう）―セリ科のSapo-shnikovia divaricata Schischkinの根：発汗，解熱，鎮痙，解毒，神経痛・リウマチの疼痛緩和，抗ヒスタミン，カルシウム拮抗，血小板凝集抑制，発癌プロモーター抑制
- 甘草（かんぞう）―マメ科植物の根：飲みやすくするための配合．肝臓活性化，鎮咳，胃潰瘍・十二指腸潰瘍の緩和，強壮．1日10ｇ以上服用すると尿量減少，浮腫，血圧上昇
- 荊芥（けいがい）―シソ科のケイガイの花穂および茎葉：発汗，発散，解熱，鎮痛，血管透過性抑制
- 樸樕（ぼくそく）―ブナ科クヌギまたはその他近縁植物の樹皮：収斂，抗菌
- 独活（どっかつ）―ウコギ科，ウドの根茎：風，寒，湿による疼痛，知覚麻痺，冷えなどの痺症を治す．全身各部の筋肉や関節などのこわばりや疼痛，さまざまな眼疾患，目が赤くなって痛んだり，かすんだりするもの，関節の痛み，しびれ，皮膚のそう痒，痙攣性疾患などに用いて，それらの症状を除く．

21. 小柴胡湯
（しょうさいことう）　TJ-9

【抜歯】【口内炎】

体力中等度で，上腹部がはって苦しく，

舌に白苔を生じ，食欲不振・口中不快感・食欲不振・微熱・悪心・全身倦怠感がある慢性疾患諸症に用いる．慢性疾患，慢性胃腸障害が好適用となる．

　また抗癌剤などの化学療法薬の投与による薬剤誘発性口内炎などにも効果があるといわれ，亜鉛を含むことから微量元素の関与する種々の反応に好影響を与えると推測されている．また放射線治療後の味覚異常に用いられる．抗炎症作用，抗アレルギー作用，免疫調整作用がある．

鑑別すべき方剤：大柴胡湯・柴胡加竜骨牡蛎湯・柴胡桂枝湯・柴胡桂枝乾姜湯・補中益気湯など

重大な副作用：偽アルドステロン症，ミオパシーなど

構成生薬：柴胡　半夏　黄芩　大棗　人参　甘草　生姜

- 柴胡（さいこ）―セリ科ミシマサイコの根：解熱，鎮痛，鎮静，肝障害改善，抗炎症・抗アレルギー，抗炎症効果
- 半夏（はんげ）―サトイモ科カラスビシャクの根茎：制吐，鎮咳，去痰，利尿，胃のつかえをとる，喉の痛みをとる
- 黄芩（おうごん）―シソ科のコガネバナの周皮を除いた根：整胃，整腸，柴胡と協力し去炎症作用
- 大棗（たいそう）―クロウメモドキ科ナツメの果実：緩和，強壮，利尿，鎮咳
- 人参（にんじん）―オタネ人参：強精，強壮，健胃整腸，補血，去痰
- 甘草（かんぞう）―マメ科植物の根：飲みやすくするための配合．肝臓活性

化，鎮咳，胃潰瘍・十二指腸潰瘍の緩和，強壮．1日10g以上服用すると尿量減少，浮腫，血圧上昇
- 生姜（しょうきょう）―生姜の根の生のもの：健胃，消化吸収促進

た

22. 大柴胡湯
（だいさいことう）　TJ-8

【歯周炎】

　大柴胡湯は比較的体力があり便秘がちで上腹部が張り，耳鳴り，肩こりを伴うものの諸症，じんましん，悪心，嘔吐，食欲不振，炎症性疾患に用いられる．急性歯周疾患で便秘がある場合に用いる．

重大な副作用：偽アルドステロン症，ミオパシーなど

構成生薬：柴胡　半夏　黄芩　芍薬　大棗　枳実　生姜　大黄

- 柴胡（さいこ）―セリ科のミシマサイコの根：解熱，鎮痛，鎮静
- 半夏（はんげ）―サトイモ科カラスビシャクの根茎：制吐，鎮咳，去痰，利尿，胃のつかえをとる，喉の痛みをとる
- 黄芩（おうごん）―シソ科のコガネバナの周皮を除いた根：整胃，整腸，柴胡と協力し去炎症作用
- 芍薬（しゃくやく）―キンポウゲ科シャクヤクの根：筋肉の緊張緩和，疼痛緩和，血行促進
- 大棗（たいそう）―クロウメモドキ科ナツメの果実：鎮静，緩和，強壮，利尿，鎮咳
- 枳実（きじつ）―ミカン科のダイダイ，

ナツミカンなどの未熟果実を半分に横切りしたもの：その芳香により健胃，去痰，排膿，緩下作用をもつ．また，主成分がリモネンの精油が採取される．平滑筋弛緩作用，抗アレルギー作用
- 生姜（しょうきょう）―生姜の根の生のもの：健胃，消化吸収促進

と

23. 当帰芍薬散
（とうきしゃくやくさん） TJ-23
【舌痛症】

比較的体力が低下した腰脚の冷えやすく，貧血傾向があり，全身倦怠感・易疲労感・月経異常・頭痛・めまい・耳鳴り・腰痛・肩こり・四肢の冷感・軽度の浮腫・腹痛などの症状を伴う患者に用いられる．また，性周期に伴って精神不安・不眠・イライラなどの精神症状が発現する成人女子にも多用される．

鑑別すべき方剤：桂枝茯苓丸・加味逍遙散など

慎重投与：著しく胃腸の虚弱な患者，食欲不振・悪心・嘔吐のある患者

構成生薬：芍薬　蒼朮　沢瀉　茯苓　川芎　当帰

- 芍薬（しゃくやく）―キンポウゲ科シャクヤクの根：筋肉の緊張緩和，疼痛緩和，血行促進
- 蒼朮（そうじゅつ）―キク科のホソバオケラの根茎：抗消化性潰瘍作用，利胆作用，抗炎症
- 沢瀉（たくしゃ）―オモダカ科，サジオモダカの塊茎の周皮を除いたもの：利尿，止渇，小便不利，頻数，めまい，口渇に応用する
- 茯苓（ぶくりょう）―サルノコシカケ科マツホド：鎮静，利尿，強壮
- 川芎（せんきゅう）―セリ科センキュウの根茎：増血，頭痛・腹痛の緩和
- 当帰（とうき）―セリ科トウキの根：体を温め，増血，血の鬱滞，強壮，鎮痛，鎮静

に

24. 人参養栄湯
（にんじんようえいとう） TJ-108
【口腔癌】

人参養栄湯は病後，術後あるいは慢性疾患などで，疲労衰弱している場合に用いる．全身倦怠感，食欲不振，顔色不良，皮膚乾燥，貧血などをともなう場合が使用目標である．人参養栄湯は免疫賦活効果，抗腫瘍効果を有することが確認されている．十全大補湯とほぼ同じ使用目標だが，呼吸器疾患を伴う場合に用いる鑑別がある．癌患者の自己血貯血後の貧血，栄養改善に用いる．気血・虚血を改善する．創傷治癒促進効果，鎮静効果がある．

重大な副作用：間質性肺炎，偽アルドステロン症，ミオパシー，肝機能障害，黄疸など

構成生薬：地黄　当帰　白朮　茯苓　人参　桂皮　遠志　芍薬　陳皮　黄耆　甘草　五味子

- 地黄（じおう）―ゴマノハグサ科アカヤジオウの根茎：増血，止血，鎮静，鎮痛，強壮，血糖値抑制
- 当帰（とうき）―セリ科トウキの根：

体を温め，増血，血の欝滞，強壮，鎮痛，鎮静
- 白朮（びゃくじゅつ）―キク科のオケラ・オオバナオケラの根茎：腎機能減退による尿利の減少，頻数，身体疼痛，胃腸炎，浮腫などに応用
- 茯苓（ぶくりょう）―サルノコシカケ科マツホド：鎮静，利尿，強壮
- 人参（にんじん）―オタネ人参：強精，強壮，健胃整腸，補血，去痰
- 桂皮（けいひ）―クスノキ科のシナモンの樹皮または周皮の一部を除いたもの：芳香健胃薬として他薬と配合．発汗，解熱，鎮痛，上逆，頭痛，疼痛
- 遠志（おんじ）―ヒメハギ科，イトヒメハギの根：精神安定，唾液・気管支粘膜分泌物増加，cAMPホスホジエステラーゼ阻害作用，睡眠延長，IgA・IgG抗体価上昇，神経成長因子合成促進，アセチルコリン合成酵素の転写促進
- 芍薬（しゃくやく）―キンポウゲ科シャクヤクの根：筋肉の緊張緩和，疼痛緩和，血行促進
- 陳皮（ちんぴ）―ミカン科ウンシュウミカンの成熟した果皮：中枢抑制，抗痙攣，抗炎症・抗アレルギー，健胃
- 黄耆（おうぎ）―マメ科のキバナオウギ・ナイモウオウギの根：有効成分は未詳．止汗，利尿，強壮薬として用いられ，肌表の水毒を去る効があるといわれる．自汗，盗汗，浮腫，麻痺，疼痛，小便不利などに用いる
- 甘草（かんぞう）―マメ科植物の根：飲みやすくするための配合．肝臓活性化，鎮咳，胃潰瘍・十二指腸潰瘍の緩和，強壮．1日10g以上服用すると尿量減少，浮腫，血圧上昇
- 五味子（ごみし）―マツブサ科のチョウセンゴミシの成熟果実：鎮咳，収斂，止瀉，滋養，強壮薬として用いる

は

25．排膿散及湯
（はいのうさんきゅうとう）TJ-122

【歯周炎】

排膿散及湯は体力中等度前後の人の化膿性皮膚疾患および歯槽膿漏，歯肉炎などに用いる．妊婦には注意が必要である．

鑑別すべき方剤：十味敗毒湯・十全大補湯など

重大な副作用：間質性肺炎，偽アルドステロン症，ミオパシー，肝機能障害，黄疸など

構成生薬：桔梗　甘草　枳実　芍薬　大棗　生姜

- 桔梗（ききょう）―キキョウ科のキキョウの根：根にサポニンを多量に含有する．去痰剤効果，排膿，鎮痛作用をもつ．鎮痛，鎮静，解熱，鎮咳，去痰，抗炎症
- 甘草（かんぞう）―マメ科植物の根：飲みやすくするための配合．肝臓活性化，鎮咳，胃潰瘍・十二指腸潰瘍の緩和，強壮．1日10g以上服用すると尿量減少，浮腫，血圧上昇
- 枳実（きじつ）―ミカン科のダイダイ，ナツミカンなどの未熟果実を半分に横切りしたもの：その芳香により健胃，去痰，排膿，緩下作用をもつ．また，

主成分がリモネンの精油が採取される．平滑筋弛緩作用，抗アレルギー作用
- 芍薬（しゃくやく）―キンポウゲ科シャクヤクの根：筋肉の緊張緩和，疼痛緩和，血行促進
- 大棗（たいそう）―クロウメモドキ科ナツメの果実：鎮静，緩和，強壮，利尿，鎮咳
- 生姜（しょうきょう）―生姜の根の生のもの：健胃，消化吸収促進

26. 麦門冬湯
（ばくもんどうとう）　TJ-29
【口内炎】【口腔乾燥】

咽頭の乾燥感や違和感のある場合で，痩せ型で体内の水分量が少ない感じのする者や高齢者，そして気管支の乾燥もあり空咳をするような場合に使用する．効能および効果は，痰の切れにくい咳，気管支炎，気管支ぜんそく，シェーグレン症候群への効果があるとされている．

鑑別すべき方剤：半夏厚朴湯・滋陰降火湯など

重大な副作用：間質性肺炎，偽アルドステロン症，ミオパシー，肝機能障害，黄疸など

構成生薬：麦門冬　半夏　大棗　甘草　人参　粳米

- 麦門冬（ばくもんとう）―ユリ科のジャノヒゲの根の膨大部：止渇，鎮咳，去痰，鎮静作用，血糖降下
- 半夏（はんげ）―サトイモ科カラスビシャクの根茎：制吐，鎮咳，去痰，利尿，胃のつかえをとる，喉の痛みをとる，鎮静作用
- 大棗（たいそう）―クロウメモドキ科ナツメの果実：鎮静，緩和，強壮，利尿，鎮咳
- 甘草（かんぞう）―マメ科植物の根：飲みやすくするための配合．肝臓活性化，鎮咳，胃潰瘍・十二指腸潰瘍の緩和，強壮．1日10g以上服用すると尿量減少，浮腫，血圧上昇
- 人参（にんじん）―オタネ人参：強精，強壮，健胃整腸，補血，去痰，鎮静作用
- 粳米（こうべい）―イネの殻粒で籾を去った玄米：体液の喪失を防ぎ，口渇を止める作用をもつ

27. 八味地黄丸
（はちみじおうがん）　TJ-7
【口腔乾燥】

中年以降，特に老齢者に頻用され，腰部および下肢の脱力感・冷え・しびれなどがあり，排尿の異常（特に夜間の頻尿）を訴える患者に対して用いる．効能および効果は，疲労，倦怠著しく，尿量減少また頻数，口渇し，手足に交互的に冷感と熱感のあるもの．糖尿病，腎炎，インポテンツ，坐骨神経痛，腰痛，脚気，膀胱カタル，前立腺肥大，高血圧などに効果がみられる．また，血糖降下作用もある．

鑑別すべき方剤：半夏厚朴湯・滋陰降火湯など

重大な副作用：間質性肺炎，偽アルドステロン症，ミオパシー，肝機能障害，黄疸など

慎重投与：体力の充実した患者，胃腸虚弱の患者，暑がりでのぼせが強く赤ら顔の患者，食欲不振や嘔吐感のある患者

構成生薬：地黄(じおう)　山茱萸(さんしゅゆ)　山薬(さんやく)　沢瀉(たくしゃ)　茯苓(ぶくりょう)　牡丹皮(ぼたんぴ)　桂皮(けいひ)　附子(ぶし)（修治附子末）

- 地黄（じおう）―ゴマノハグサ科アカヤジオウの根茎：増血，止血，鎮静，鎮痛，強壮，血糖値抑制
- 山茱萸（さんしゅゆ）―ミズキ科のサンシュユの偽果の果肉：滋養強壮，止汗，疼痛・知覚麻痺・冷えの緩和，利尿，止尿
- 山薬（さんやく）―ヤマノイモ科のヤマノイモまたはナガイモの根茎（担根体）：滋養・強壮，止瀉
- 沢瀉（たくしゃ）―オモダカ科，サジオモダカの塊茎の周皮を除いたもの：利尿，止渇
- 茯苓（ぶくりょう）―サルノコシカケ科マツホド：鎮静，利尿，強壮
- 牡丹皮（ぼたんぴ）―ボタン科のボタンの根皮：抗菌，鎮静，解熱，抗痙攣，中枢抑制，抗炎症，ストレス性胃潰瘍抑制，血小板凝集抑制，抗凝血，ヒスタミン遊離抑制，抗ウイルス
- 桂皮（けいひ）―クスノキ科のシナモンの樹皮または周皮の一部を除いたもの：芳香健胃薬として他薬と配合．発汗，解熱，鎮痛，上逆，頭痛，疼痛
- 附子（ぶし）―キンポウゲ科のカラトリカブト（ハナトリカブト）の塊根：鎮痛，強心，興奮，新陳代謝亢進　利尿，四肢関節の痛み・麻痺の回復

28. 半夏厚朴湯
（はんげこうぼくとう）　TJ-16

【味覚異常】【口臭】

半夏厚朴湯(はんげこうぼくとう)は，体力中等度以下の人で，顔色がすぐれず，神経症的な傾向があり，咽喉が塞がる感じのある患者が適応で，いわゆるヒステリーを訴える場合に用いる．効能および効果は，「気分がふさいで，咽喉，食道部につまったような，しめつけられるような異物感があり，時に動悸，めまい，嘔気などを伴う」不安神経症，神経性食道狭窄症，しわがれ声，せき，つわり，不眠症に対して効能がみられる．

鑑別すべき方剤：加味逍遙散(かみしょうようさん)・柴胡桂枝乾姜湯(さいこけいしかんきょうとう)・桂枝加竜骨牡蠣湯(けいしかりゅうこつぼれいとう)・柴胡加竜骨牡蠣湯(さいこかりゅうこつぼれいとう)など

慎重投与：体力の充実した患者，胃腸虚弱の患者，暑がりでのぼせが強く赤ら顔の患者，食欲不振や嘔吐感のある患者

構成生薬：半夏(はんげ)　茯苓(ぶくりょう)　厚朴(こうぼく)　蘇葉(そよう)　生姜(しょうきょう)

- 半夏（はんげ）―サトイモ科カラスビシャクの根茎：制吐，鎮咳，去痰，利尿，胃のつかえをとる，喉の痛みをとる，鎮静作用
- 茯苓（ぶくりょう）―サルノコシカケ科マツホド：鎮静，利尿，強壮
- 厚朴（こうぼく）―モクレン科のホオノキの樹皮：健胃整腸，筋弛緩・抗痙攣作用
- 蘇葉（そよう）―シソの葉：発汗，健胃，気の鬱滞を発散，気分を明るくする
- 生姜（しょうきょう）―生姜(しょうが)の根の生

のもの：健胃，消化吸収促進

29. 半夏瀉心湯
（はんげしゃしんとう）　TJ-14

【味覚異常】【舌痛症】【口内炎】【口臭】

体力中等度の人で，みぞおちのつかえ，悪心，嘔吐感，食欲不振，下痢などの症状がある胃弱状態，胸焼けや，口内炎や，不眠，精神不安などの精神神経症状を伴う場合の患者が適応となる．

鑑別すべき方剤：黄連解毒湯・黄連湯・六君子湯・人参湯など

投与禁忌：アルドステロン症患者，ミオパシーのある患者，低カリウム血症のある患者

重大な副作用：間質性肺炎，偽アルドステロン症，ミオパシー，肝機能障害，黄疸など

構成生薬：半夏　黄芩　乾姜　甘草　大棗　人参　黄連

・半夏（はんげ）―サトイモ科カラスビシャクの根茎：制吐，鎮咳，去痰，利尿，胃のつかえをとる，喉の痛みをとる，鎮静作用

・黄芩（おうごん）―シソ科のコガネバナの周皮を除いた根：整胃，整腸，柴胡と協力し去炎症作用

・乾姜（かんきょう）―生姜の根を乾燥させたもの：新陳代謝・血行・食欲の促進，止瀉・整腸

・甘草（かんぞう）―マメ科植物の根：飲みやすくするための配合．肝臓活性化，鎮咳，胃潰瘍・十二指腸潰瘍の緩和，強壮．1日10ｇ以上服用すると尿量減少，浮腫，血圧上昇

・大棗（たいそう）―クロウメモドキ科ナツメの果実：緩和，強壮，利尿，鎮咳，鎮静作用

・人参（にんじん）―オタネ人参：強精，強壮，健胃整腸，補血，去痰，鎮静作用

・黄連（おうれん）―キンポウゲ科のオウレンの根茎：去炎症作用，止血，健胃，鎮静

ひ

30. 白虎加人参湯
（びゃっこかにんじんとう）　TJ-34

【味覚異常】【口内炎】【口腔癌】【口腔乾燥】

白虎加人参湯は，比較的体力のある人で，体がほてり，口渇のある場合に用いる．また，効能・効果は，のどの渇きとほてりのあるもの，薬剤性口渇，放射線照射後の口腔乾燥症，口腔乾燥に伴う味覚異常，および糖尿病患者の血糖値低下が確認されている．癌治療後の口腔乾燥に用いられる．

鑑別すべき方剤：八味地黄丸・温清飲など

慎重投与：体力が衰え，胃腸の虚弱な患者

構成生薬：石膏　知母　甘草　人参　粳米

・石膏（せっこう）―天然の含水硫酸カルシウム．組成はほぼ $CaSO_4 \cdot 2H_2O$．：止渇作用，消炎・解熱・清熱作用，鎮静・鎮痙作用，鎮咳作用，抗アレルギー，解毒作用，収斂作用などをもつといわれる．

- 知母（ちも）―ユリ科のハナスゲの根茎：ステロイドサポニンを含み，水性エキスはある程度の血糖降下作用をもつ．解熱，利尿，鎮静，鎮咳，止瀉薬として，煩熱，口渇などに応用
- 甘草（かんぞう）―マメ科植物の根：飲みやすくするための配合．肝臓活性化，鎮咳，胃潰瘍・十二指腸潰瘍の緩和，強壮．1日10g以上服用すると尿量減少，浮腫，血圧上昇
- 人参（にんじん）―オタネ人参：強精，強壮，健胃整腸，補血，去痰
- 粳米（こうべい）―イネの殻粒で籾を去った玄米：体液の喪失を防ぎ，口渇を止める作用をもつ

ほ

31. 補中益気湯
（ほちゅうえっきとう） TJ-41

【歯周炎】

補中益気湯は，比較的体力の低下した人が全身倦怠感，食欲不振などを訴え，虚弱体質，術後，病後，産後などで衰弱している場合，咳嗽，微熱，動悸などを伴う場合が使用目標である．補中益気湯は免疫賦活効果，抗腫瘍効果を有することが確認されていることから急性壊死性潰瘍性歯肉炎（ANUG）にも応用されている．

鑑別すべき方剤：小柴胡湯・十全大補湯・人参養栄湯など

重大な副作用：間質性肺炎，偽アルドステロン症，ミオパシー，肝機能障害，黄疸

構成生薬：黄耆　蒼朮　人参　当帰　柴胡　大棗　陳皮　甘草　升麻　生姜

- 黄耆（おうぎ）―マメ科イオウギの根：強壮，毛細血管拡張，血圧降下，膿を出す．1日量2~4g
- 蒼朮（そうじゅつ）―キク科のホソバオケラの根茎：抗消化性潰瘍作用，利胆作用，抗炎症
- 人参（にんじん）―オタネ人参：強精，強壮，健胃整腸，補血，去痰
- 当帰（とうき）―セリ科トウキの根：体を温め，増血，血の鬱滞，強壮，鎮痛，鎮静
- 柴胡（さいこ）―セリ科ミシマサイコの根：解熱，鎮痛，鎮静，肝障害改善，抗炎症・抗アレルギー
- 大棗（たいそう）―クロウメモドキ科ナツメの果実：緩和，強壮，利尿，鎮咳
- 陳皮（ちんぴ）―ミカン科ウンシュウミカンの成熟した果皮：中枢抑制，抗痙攣，抗炎症・抗アレルギー
- 甘草（かんぞう）―マメ科植物の根：飲みやすくするための配合．肝臓活性化，鎮咳，胃潰瘍・十二指腸潰瘍の緩和，強壮．1日10g以上服用すると尿量減少，浮腫，血圧上昇
- 升麻（しょうま）―キンポウゲ科のサラシナショウマの根茎：鎮痛，鎮静，鎮痙，解熱，抗炎症
- 生姜（しょうきょう）―生姜の根の生のもの：健胃，消化吸収促進

32. 六君子湯
（りっくんしとう）　　TJ-43

【味覚異常】【舌痛症】【口臭】【口腔乾燥】

手足が冷えて疲れやすく，口内に甘味を感じて，食欲のない時に用いる．胃腸の弱いもので，食欲がなく，みぞおちがつかえ，疲れやすく，貧血性で手足が冷えやすいものの諸症に用いる．

体力低下し比較的虚弱な人で胃腸機能低下，食欲不振，胃痛，全身倦怠感が適用となる．虚証傾向で胃腸が弱い，疲れやすい症例に用いる．

鑑別すべき方剤：半夏瀉心湯・人参湯など

重大な副作用：偽アルドステロン症，ミオパシー，肝機能障害，黄疸など

構成生薬：蒼朮　人参　半夏　茯苓　大棗　陳皮　甘草　生姜

- 蒼朮（そうじゅつ）—キク科のホソバオケラの根茎：抗消化性潰瘍作用，利胆作用，抗炎症
- 人参（にんじん）—オタネ人参：強精，強壮，健胃整腸，補血，去痰
- 半夏（はんげ）—サトイモ科カラスビシャクの根茎：制吐，鎮咳，去痰，利尿，胃のつかえをとる，喉の痛みをとる
- 茯苓（ぶくりょう）—サルノコシカケ科マツホド：鎮静，利尿，強壮
- 大棗（たいそう）—クロウメモドキ科のナツメの果実：抗アレルギー作用，抗ストレス作用，鎮静作用
- 陳皮（ちんぴ）—ミカン科ウンシュウミカンの成熟した果皮：中枢抑制，抗痙攣，抗炎症・抗アレルギー，健胃
- 甘草（かんぞう）—マメ科植物の根：飲みやすくするための配合．肝臓活性化，鎮咳，胃潰瘍・十二指腸潰瘍の緩和，強壮，抗炎症作用．1日10g以上服用すると尿量減少，浮腫，血圧上昇
- 生姜（しょうきょう）—生姜の根の生のもの：健胃，消化吸収促進，鎮痛

33. 立効散
（りっこうさん）　　（TJ-110）

【抜歯】【舌痛症】【口内炎】【口腔癌】

体力問わず，広く抜歯後の疼痛・歯痛・歯肉や口腔内の腫脹・疼痛に繁用され，口内炎の腫脹，疼痛が著しい場合などにも用いられる．正確な機序は不明であるが，歯痛・抜歯時後疼痛に用いる．細辛は，局所麻酔様の鎮痛効果がある．

鑑別すべき方剤：葛根湯・黄連解毒湯など

投与禁忌：アルドステロン症患者，ミオパシーのある患者，低カリウム血症のある患者

重大な副作用：間質性肺炎，偽アルドステロン症，ミオパシー，肝機能障害，黄疸など

構成生薬：細辛　升麻　防風　甘草　竜胆

- 細辛（さいしん）—ウマノスズクサ科ウスバサイシンの根：体を温める，鎮咳，頭痛鎮静，口臭抑制，発汗
- 升麻（しょうま）—キンポウゲ科のサラシナショウマの根，黒升麻とよぶものを用いる：消炎，下熱，発汗，止血，

口内炎・扁桃炎など口腔・咽頭内のただれを治す，疼痛抑制
- 防風（ぼうふう）―セリ科防風の根：発汗，下熱，解毒，神経痛・リウマチの疼痛緩和
- 甘草（かんぞう）―マメ科植物の根：飲みやすくするための配合．肝臓活性化，鎮咳，胃潰瘍・十二指腸潰瘍の緩和，強壮．1日10ｇ以上服用すると尿量減少，浮腫，血圧上昇
- 竜胆（りゅうたん）―リンドウ科トウリンドウの根，根茎：抗アレルギー，胃液分泌，胃運動・腸運動作用

COLUMN　歯科における漢方

　近年，口内炎，口腔乾燥症，口臭，顎関節症，味覚障害，抜歯後処置，歯周疾患などの口腔疾患に漢方薬が処方されることが多くなりました．

　いわゆる，口腔をヒトの臓器と考え，口腔疾患に対して検査，診断，投薬での口腔内科的治療が重要視されています．

　日本歯科医師会ホームページ：歯とお口のことなら何でもわかるテーマパーク8020　雑学いろいろ「歯科における漢方」　http://www.jda.or.jp/

生薬成分表

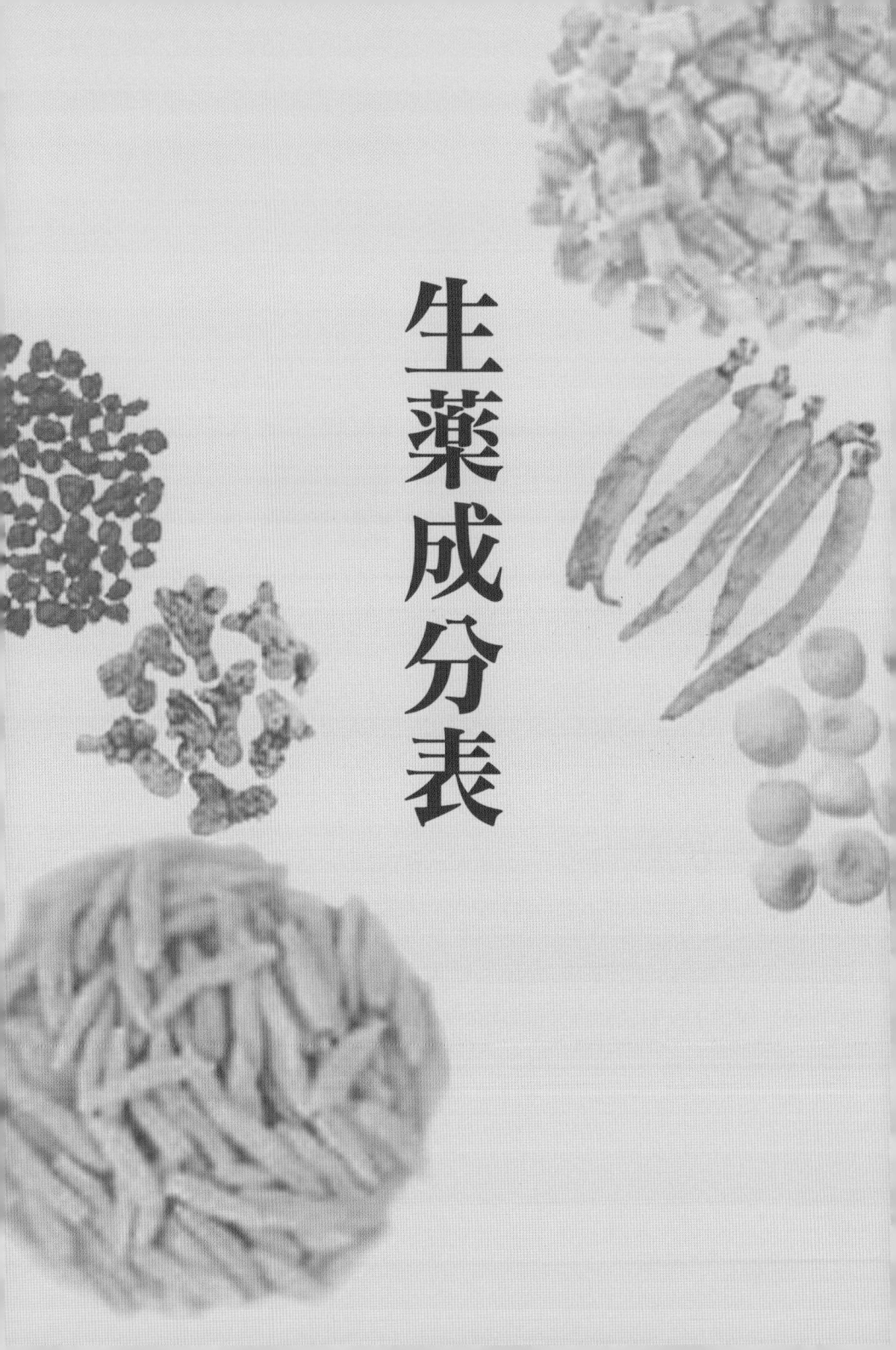

生薬成分表 (合計 63 生薬)

い

1. 茵蔯蒿（いんちんこう）
キク科のカワラヨモギの頭花

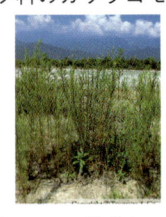

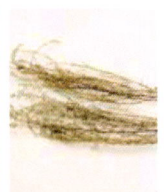

　主として黄疸などの肝臓・胆嚢の症状改善を目的に配剤され，歯周病や結膜炎の治療に適用される甘露飲にも配剤されている．精油，クマリン類，クロモン類，フラボノイドを含み，胆汁分泌促進作用がある．消炎性利尿，利胆薬として，黄疸，伝染性肝炎などに応用する．

●成分
精　油：β-pinene, capillarin, capillin, capillen, capillone, o-methoxycapillen, capillanol, norcapillen, neocapillen など
クロモン類：capillarisin など
フェニルプロパノイド類：
　capillartemisin A, B など
クマリン類：esculetin 6, 7-dimethylether（scoparone）など
フラボノイド：cirsilineol, chryoseriol cirsimaritin, isoarcapillin など
●作用
胆汁分泌促進作用，肝障害抑制作用

お

2. 黄耆（おうぎ）
マメ科のキバナオウギまたはナイモウオウギの根

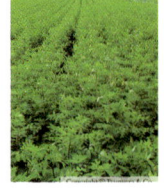

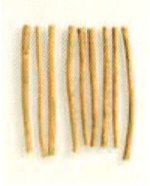

　主に中国河北，山西省，東北部，朝鮮半島にて生産される．品質のよい「綿黄耆」と呼ばれるものは皮部の繊維性が強く折ると綿状になること，あるいは山西省沁州の綿上に産したのでその名がある．有効成分は未詳．止汗，利尿，強壮薬．肌表の水毒を去る効があり，浮腫，麻痺，疼痛，小便不利などに用いるほか，補薬としての応用範囲は極めて広い．

●成分
イソフラボン：ホルモノネチン，3'-hydroxyformononetin, 2', 4'-dihydroxy-5, 6'-dimethoxyisoflavone, およびその配糖体など
多糖体：D-glucose, D-fluctose, sucrose, A Mon-S（アラビノ-3,6-ガラクタン）など
サポニン：アストラガロシド I～VIII), soyasaponin I など
その他：linoleic acid, linolenic acid, β-sitosterol, choline, γ-アミノ酪酸など

●作用

γ-アミノ酪酸：ラットにて血圧降下活性本体として単離された
サポニン類：ストレス負荷による学習行動の低下を防ぐ作用
多糖体：腹腔マクロファージ産生促進作用
A Mon-S：炭素粒末クリアランス法での細網内皮系の活性化作用

3. 黄芩（おうごん）

シソ科のコガネバナの周皮を除いた根

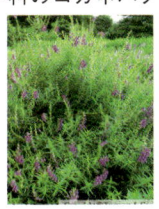

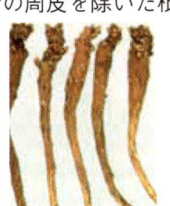

炎症，胃部のつかえ，下痢，腹痛などを伴う疾患に対して種々の漢方方剤に配合され，消炎，解熱薬として，黄疸，呼吸器感染症，胃炎，腸炎などに応用する．

●成分

フラボノイド：バイカリン，バイカレイン，オウゴニン，wogoninglucuronide，oroxylin-A，オウゴノシド，skullcapflavone，chrysin，kaempferol など
ステロール：β-sitosterol，campesterol など
糖類：sucrose，D-glucose など
その他：アミノ酸，精油，など

●作用

黄芩エキスには緩下，利尿，抗炎症，抗アレルギー作用等が認められており，主活性成分としてバイカリンが見出されている．また，黄芩には柴胡と協力し去炎症作用を示す．

4. 黄連（おうれん）

キンポウゲ科のオウレンの根茎

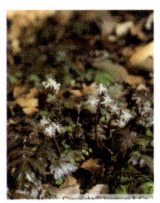

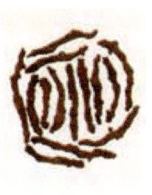

ベルベリンを主とするアルカロイドを含む．消炎性苦味健胃，鎮静薬として，精神不安，心下部のつかえ，吐下，腹痛，出血などの症状に応用する．

●成分

イソキノリンアルカロイド：ベルベリン，コプチシン，ジャテオリジン，パルマチン，magnoflorine，woreninе など
その他：ferulic acid（フェルラ酸），chlorogenic acid，マグノフロリン など

●作用

主要作用として，苦味健胃・消炎作用，止瀉作用，治血熱作用，止血作用，精神安定作用，鎮静作用，腸内殺菌，抗トリコモナス原虫作用をもつ．
ベルベリン：各種グラム陽性菌・陰性菌に幅広く抗菌作用を示す．その他に血圧降下，中枢神経抑制，鎮痙，利胆作用などが認められている．またラット皮下投与により，顕著な胃液分泌抑制作用を示し，ストレスによる胃出血，胃潰瘍を抑制．

5. 黄柏（おうばく）

蜜柑科のキハダの樹皮の黄色い内皮の部分

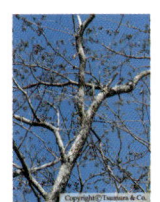

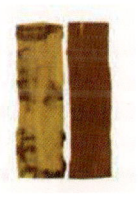

民間では打ち身の外用薬として用いられる．

漢方では，消炎性収斂剤として，下半身の炎症や充血，黄疸，下痢などの症状に用いられる．

●成分

インキノリンアルカロイド：ベルベリン，パルマチン，マグノフロリン，フェロデンドリン，ジャテオリジンなど

変形苦味トリテルペノイド：オウバクノン，オウバクラクトン，リモニンなど

フィトステロール類：β-シトステロール，カンペステロールなど

●作用

胃腸炎および炎症性の下痢に対する苦味健胃整腸薬・消炎薬，打ち身・ねんざ・リウマチ・関節炎などの炎症性の疾患に対する湿布薬などの外用薬として用いられる．

構成成分のベルベリンは各種グラム陽性菌・陰性菌に幅広く抗菌作用を示す．その他に血圧降下，中枢神経抑制，鎮痙，利胆，消炎作用などが認められている．またラット皮下投与により，顕著な胃液分泌抑制作用を示し，ストレスによる胃出血，胃潰瘍を抑制し，苦味健胃，腸内殺菌作用をもっている．

6. 遠志（おんじ）

ヒメハギ科のイトヒメハギの根

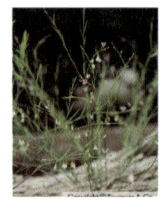

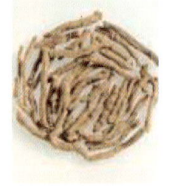

●成分

サポニン類：オンジサポニンA〜G（A：セネギンⅣ，B：セネギンⅢ）

これらはアルカリ分解でテヌイホリン（プレセネギン-3β-グルコシド）を生じる．

その他：フェノール配糖体，キトサン誘導体，オリゴ糖など

●作用

漢方では主に去痰薬として用いられ，精神安定作用などの薬能があり，健忘症の治療などに用いられる．

テヌイゲニンA・B：唾液および気管支粘膜の分泌物増加作用

温浸液：ハトの気道分泌亢進作用

オンジサポニンB・E・F：cAMPホスホジエステラーゼ阻害作用

オンジサポニンF：睡眠延長作用

オンジサポニンA・E・F・G：IgA，IgG抗体価上昇作用

オンジサポニンA・B・E・F・G：ラットの神経成長因子合成促進作用

オンジサポニンF：ラットアセチルコリン合成酵素の転写促進作用

か

7. 葛根（かっこん）

マメ科のクズの周皮を除いた根

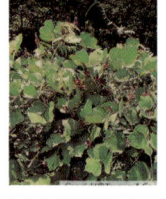

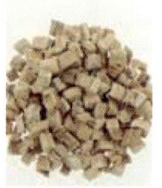

中国や朝鮮半島に分布しており，日本では各地の山野に自生している．中国では基原種の異なる粉葛根も出回っている．小さな四角状にきざみ，冷水中にさらした後，乾燥したものを用いる．漢方では，感冒などの熱性病や肩のこりを伴う疾患に用いられる．

●成分

イソフラボノイド類：ダイゼイン，ダイジン，プエラリン，ゲニステイン，ホルモノネチン，puerarol，kakkoneinなど

サポニン類：ソヤサポゲノール配糖体A・B，クズサポゲノール配糖体A・B・C，クズ

サポニンＡ１・Ｂ１・Ｃ１，sophoradiol
など

その他：でんぷん 10 〜 14％，D-mannitol，miroestrol, succinic acid, Allantoin, プエロシドＡ・Ｂ・Ｃ，マンニトールなど

●作用

漢方では解熱，鎮痙を目標に用いられ，止渇，発汗，解熱，緩解，鎮痙，鎮痛作用などが認められる．ダイゼインの量に比例して抗アセチルコリン作用を示す．他には

イソフラボノイド：乳癌抑制効果

イソフラボノイド画分・ダイゼイン：マウスの学習効果増強作用

プエラリン：血糖降下作用

などの作用をもつ．

8. 滑石（かっせき）

天然の含水ケイ酸アルミニウムからなる．一種の粘土鉱物

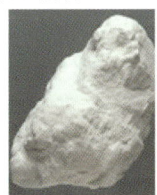

滑石には含水ケイ酸マグネシウムを主成分とする硬滑石（タルク）と含水ケイ酸アルミニウムを主成分とする軟滑石（加水ハロサイト）とがあるが，中国では硬滑石を用いるが，日本漢方では軟滑石を用いる．

●成分

主要成分：加水ハロサイト（Al_2O_3, $2SiO_2$, $2H_2O$, $2H_2O$），カオリナイト（Al_2O_3, $2SiO_2$, $2H_2O$）

●作用

消炎，利尿，止瀉作用などをもち，膀胱炎・急性尿道炎・膀胱結石などに用い，消炎・利尿をはかる．夏場の日射病・熱射病に用い，清熱をはかり，口渇を治すのに用いられる．

9. 栝楼根（かろこん）

ウリ科キカラスウリ，オオカラスウリの皮層を除いた根

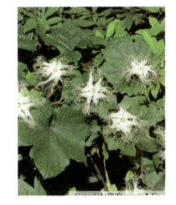

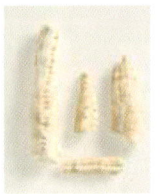

中国，朝鮮半島，日本にて栽培されている．

●成分

でんぷん

トリテルペン類：11-オキソ-ククルビタ-5-エン-3, 25-トリオール

脂肪酸：トリコサント酸

タンパク質：トリコサンチン，カラスリンＡ・Ｂ・Ｃ

多糖類：トリコサンＡ〜Ｅ

●作用

漢方で止渇，消炎，解熱，鎮咳，排膿，催乳，滋潤を目標に用いられる．トリコサンＡ〜Ｅには血糖降下作用があり，抗消化性潰瘍作用，アルコール代謝促進作用などもみられる．

10. 乾姜（かんきょう）

生姜根茎を湯通し，コルク皮を去り煮沸して乾燥したもの

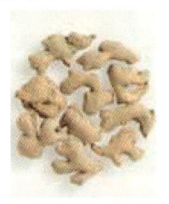

日本薬局方では，ひねしょうがの石灰による乾燥処理を施したものを生姜・

乾生姜（かんしょうきょうとし），新鮮な根茎を蒸した後に乾燥させたものを乾姜としている．漢方では風邪薬，健胃消化薬，鎮吐薬，鎮痛薬などに高頻度に配合される．漢方処方の原典では生姜はひねしょうがを用いるが，現在は調剤の便宜上，局方の生姜（しょうきょう）が用いられている．生姜の薬効を大きく期待する処方ではひねしょうがが用いられている．

●成分
辛味成分：ギンゲロール 6・8・10，ショウガオール，zingerone など
セスキテルペン：α-ジンギベレン，β-pinene, camphene, limonene, cineole, geraniol, borneol, nerol など
ジテルペン：ガラノラクトン
修治の過程でギンゲロール類からショウガオール類が生成される．

●作用
主に芳香性健胃，矯味，食欲増進，健胃作用などを期待して用いられる．構成成分のセスキテルペン類には抗潰瘍作用が，ショウガチオールなどの辛味成分には，抗セロトニン作用，セロトニン誘発性体温降下，炎症に関連するプロスタグランジンの生合成阻害による抗潰瘍作用，血小板凝集抑制作用，血管拡張作用，胸のつかえやげっぷなどに対する鎮静・鎮吐作用，下痢・腹痛の緩和作用，新陳代謝促進作用など実にさまざまな作用をもつ．一般的にギンゲロール類よりもショウガオール類のほうが作用が強く，6-ショウガオールの鎮痛や鎮咳作用はアスピリンやコデイン類に勝るといわれている．また，生姜は発散作用と健胃作用を有するのに対し，乾姜（かんきょう）は補剤として用いられる．

11. 甘草（かんぞう）
マメ科植物のカンゾウの根

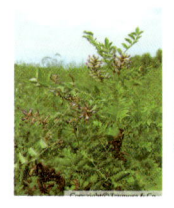

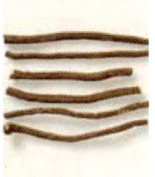

西洋・東洋を問わず，古くから用いられてきた生薬で，日本の正倉院にも収蔵されているといわれる．

漢方では東北甘草，西北甘草を用いる．現在ではグリチルリチン抽出用にイランやアフガニスタン産のものが大量に輸入されている．甘味料としても頻用されている．

甘草（かんぞう）は独特の強い甘さをもっており，薬用としてだけでなく，甘味料や醤油の味付けなどにも用いられている．

●成分
グリチルリチン（2.5％以上：日本薬局方ではグリチルリチン酸を採用），イソリキリチン，イソリキリチゲニン，リキリチゲニン，ペクチン性多糖

●作用
漢方では配合薬間の作用の調和（副作用防止）を目的として他剤に配合されることが多く，鎮痛，鎮咳，去痰，鎮痙，抗炎症，抗アレルギー，解毒，緩和などの作用があることが見い出されている．甘草エキスには抗潰瘍，抗炎症，抗アレルギー，鎮咳，中枢制御の各作用が，グリチルリチンには肝保護作用，抗アレルギー，抗腫瘍活性が，ペクチン性多糖には抗補体活性，リンパ球 B 細胞幼弱化作用があるといわれる．

き

12. 桔梗（ききょう）
キキョウ科のキキョウの根

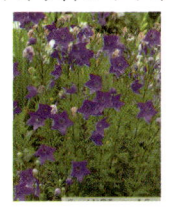

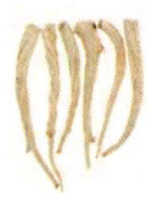

日本や朝鮮，中国，東シベリアなどに分布する多年草で，山野の日当りの良い草地に生える．根にはサポニンを多量に含有するため，去痰剤としても知られるが，他に排膿，鎮痛作用があるとして，各種の腫物や化膿性炎症，肺炎，咽喉痛，中耳炎などに用いられる．

●成分
サポニン類：プラチコジン A・C・D・D 2，ポリガラシン D，D 2 など
ステロール：α-spinasterol, α-spinsteryl-β-D-glucoside など
トリテルペン：ベツリンなど
その他：イヌリン，platycodonin，ビタミン A，アルギニンなど

●作用
漢方では，消炎・排膿薬，鎮咳・去痰薬とみなされる処方およびその他の処方に配合される．主要作用として，鎮咳・去痰作用，排膿作用，咽痛治療作用などがある．
根に多量に含有されているサポニンには，去痰剤効果，排膿，鎮痛作用があるといわれる．
桔梗エキス：動物への舌下・経口適用で，唾液分泌・気道粘膜分泌促進
粗サポニンには鎮静，鎮痛，鎮咳，去痰，抗炎症，抗アレルギー，胃液分泌抑制，抗潰瘍，末梢血管拡張作用など．

13. 枳実（きじつ）
ミカン科のダイダイ，ナツミカンなどの未熟果実を半分に横切りしたもの

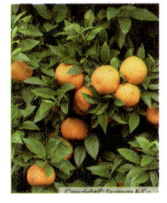

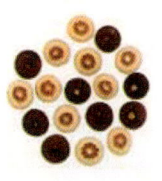

中国では江西，四川省を主産地とし，日本では和歌山，広島，愛媛県に主産する．フラボノイド類，クマリン類，精油などを含み，精油の主成分はリモネンである．

●成分
精油：d-リモネン，linalool，citral など
フラボノイド配糖体：ヘスペリジン，ナリンギン，ネオヘスペリジン，ポンシリンなど
苦味成分：リモニン，l-シネフリン，ペクチン質など

●作用
主に緩下薬とみなされる処方およびその他の処方に配合されており，芳香性苦味健胃，去痰，排膿，緩下薬として，胸腹部の膨満感を去る目的で，胸満，胸痛，腹痛，滞痰などに応用する．他にも平滑筋弛緩作用，抗アレルギー作用などをもっている．

け

14. 荊芥（けいがい）
シソ科のケイガイの花穂および茎葉

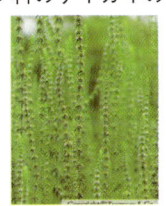

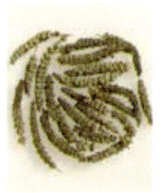

中国の河北省，四川省，山東省，山西

省などで栽培されている．古いものほど良いといわれるが，香りが揮発しやすいので保存には注意する．

● 成分
精油：d-メントン，l-プレゴン，モノテルペン配糖体，フラボン配糖体など

● 作用
発汗，発散作用．解熱作用．皮膚疾患に常用される．
d-メントンには鎮痛作用が，l-プレゴンには血管透過性抑制作用がある．

15. 桂皮（けいひ）
クスノキ科のシナモンの樹皮または周皮の一部を除いたもの

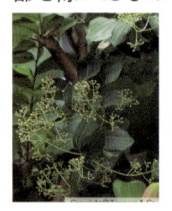

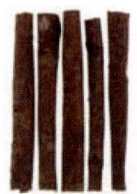

芳香健胃薬として他薬と配合．発汗，解熱，鎮痛，上逆，頭痛，疼痛．

中国南部やベトナムにおいて生産され，芳香健胃薬として多くは他薬と配合して用いる．

● 成分
精油（ケイヒ油）1～3％を含む（精油含量0.5ml/50g以上）．
フェニルプロパノイド：シンナムアルデヒド（ケイヒアルデヒド））80～90％を主成分とする．ケイヒ酸，サリチルアルデヒドなど
ジテルペノイド：シンゼイラノール，シンゼイラミンなど
タンニン：l-エピカテキン，シンナムタンニンⅠなど

● 作用
主に芳香性健胃．発汗，解熱，鎮痛，抗炎症，抗アレルギー作用，発汗解熱作用，のぼせを治す作用を期待して，風邪薬，鎮痛鎮痙薬，解熱鎮痛消炎薬，保健強壮薬，婦人薬とみなされる処方に高頻度で配合されている．

サリチルアルデヒドには鎮静・鎮痙作用，末梢血管拡張作用，血小板凝集抑制作用，抗菌作用が，多糖体画分には抗腫瘍活性があるといわれる．

こ

16. 香附子（こうぶし）
カヤツリグサ科のハマスゲの根茎

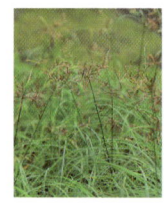

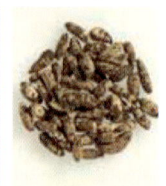

ひげ根や鱗葉を去ったものを「光香附（こうこうぶ）」ともいう．主に中国（湖南省，浙江省，山東省，河南省など）や朝鮮半島で生産される．精油約1％を含む．

● 成分
セスキテルペン：cyperone, cyperol, isocyperol など
モノテルペン：l+α-pinene, cineol など
その他：D-glucose, D-fructose, 脂肪油など

● 作用
通経，浄血，鎮痛薬として，月経不順，月経痛，神経症，諸種の胃・腹痛などに応用される．

17. 粳米（こうべい）
イネ科（Gramineae）のイネ Oryza sativa L. の殻粒で籾を去った玄米

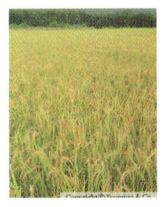

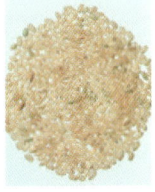

体液の喪失を防ぎ，口渇を止める．恒に食して元気を持続する．
●成分
でんぷん, dextrin, vitamin B1, oryzabran A～D など．
●作用
緩和，止瀉，滋養，強壮作用

18. 厚朴（こうぼく）
モクレン科のホオノキの樹皮

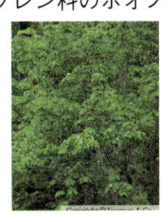

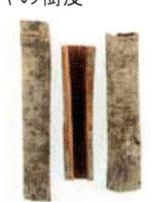

長野，岐阜，富山，香川，鹿児島，北海道などの各都道府県で生産される．中国では基原種を異にする唐厚朴が使用され，収斂，利尿，去痰などの目的で家庭薬の原料として，また漢方では，腹部膨満感，腹痛，咳などに用いられる．
●成分
精油（約1％）：α-オイデスモール，β-オイデスモールなど
イリドイド配糖体：ロガニン，スウェロシド
フェノール類：マグノロール，ホオノキオール
イソキノリンアルカロイド：マグノクラリン，マグノフロリンなど
●作用
主に鎮痛薬，鎮痙薬，保健強壮薬とみなされる漢方処方に配合され，収斂，利尿，去痰を目標に胸腹部膨満感，腹痛，咳などに用いられる．

エーテルエキスは持続性の中枢抑制作用を示し，鎮静，筋弛緩，抗痙攣，脊髄反射抑制作用を示す．また，マグノクラリンにはクラーレ様作用が，マグノロール・ホオノキオールには持続性の中枢性筋弛緩作用があり，水製エキスにはクラーレ様作用や糖尿病ラットの病状改善効果がある．

19. 呉茱萸（ごしゅゆ）
ミカン科ゴシュユの果実

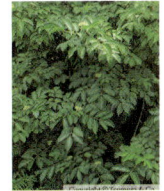

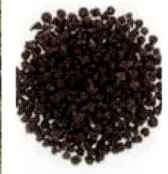

中国の中部〜南部で栽培され，含有されている精油の揮発を防ぐため，急速に乾燥させ気密保存する．
●成分
インドールアルカロイド：エボジアミン，ルテカルピン，レチニンなど
変形苦味トリテルペノイド：リモニン
●作用
主要作用として，胸焼けなどに対する鎮吐・健胃作用，胃痛・腹痛・腰痛・関節痛に対する鎮痛作用，頭痛の緩和作用がある．また，呉茱萸のエタノールエキスには，ウサギに対する一過性の血圧上昇作用，呼吸運動増加作用，頚動脈血流増加作用，体温上昇作用，鎮痛作用などがあり，エボジアミン・ヒゲナミン・シネフリンには強心作用がある．ルテカルピン・デヒドロエボジアミンにはラット子宮収縮作用を示す．

20. 五味子（ごみし）

マツブサ科のチョウセンゴミシの成熟果実

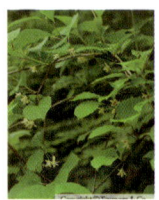

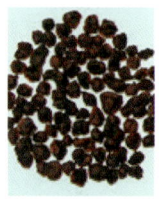

北五味子（ほくごみし）ともいう．中国東北部，朝鮮半島に主産され，精油・脂肪油・有機酸のほか，リグナン類ゴミシン・シザンドリンなどを含んでいる．

●成分
リグナン：シザンドリン，ゴミシンA〜Hなど
精油：α-，β-チャミグレン（果肉），シトラール（種子）など
有機酸：クエン酸，リンゴ酸

●作用
　漢方では強壮，強精薬，肝臓障害治療，鎮咳去痰薬として用いられ，鎮咳，収斂，止瀉，滋養・強壮，利尿，抗ストレス，疲労回復，中枢抑制作用をもつ．
　各有効成分別では，ゴミシンAには中枢抑制，鎮咳，ストレス性胃潰瘍の予防，抗炎症・抗アレルギー作用，利尿作用などがあり，シザンドリンには中枢抑制，鎮痛，胃液分泌抑制，ストレス性胃潰瘍の予防・利胆作用がある．また，リグナン成分には肝細胞障害抑制，肝繊維化抑制，肝機能亢進作用があるといわれている．

さ

21. 柴胡（さいこ）

セリ科のミシマサイコの根

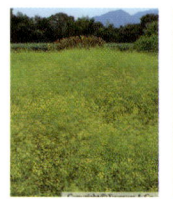

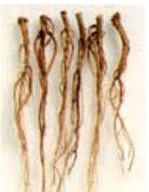

　中国では野生品や栽培品も含め，多種の柴胡（さいこ）が生産されている．日本でも野生しているが，生薬用の柴胡（さいこ）は栽培されたものを用いる．一般に解熱，鎮痛，消炎作用があり，漢方では胸脇苦満，往来寒熱を呈す疾患（マラリア，黄疸，胸腹部もしくは脇下部の痛み，肝炎など）に他剤と配合して用いられる．

●成分
サポニン：saikosaponin a〜f など
ステロール：α-spinasterol, stigmasterol など
脂肪酸：palmitic acid, stearic acid, oleic acid, linoleic acid, lignoceric acid など
その他：adonitol, l-anomalin, arginine など

●作用
　主に解熱，鎮痛，鎮静，消炎作用をもち，一般に黄芩（おうごん）との組み合わせで用いられる．
　サポニンのa, dには血中副腎皮質刺激ホルモンとコルチコステロン量を増加させることで，強い抗炎症作用を発現し，粗サポニン成分には中枢抑制作用，抗炎症，解熱，抗潰瘍，肝タンパク質合成促進，肝グリコーゲン量増加，コレステロール低下作用を発現するといわれている．

22．細辛（さいしん）
ウマノスズクサ科ウスバサイシンの根

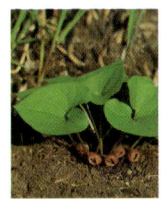

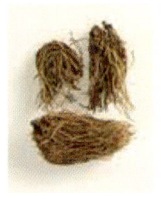

中国，朝鮮半島にて生産される．特に中国東北部産の良質な細辛は，遼細辛といわれ珍重されている．中国では一般に全草を用いる．

●成分
精油：β-pinene, eucarvone, 1,8-cineol, safroll, methyleugenol, elemicin など
リグナン：l-asarinin など
アルカロイド：higenamine など

●作用
鎮咳，鎮静，鎮痛，解熱，去痰，利尿薬として，頭痛，咳嗽，胸満感，脇痛，痺痛，四肢拘攣などに応用される．その他には口臭抑制作用，発汗作用，麻酔作用などをもち，水製エキスは抗アレルギー作用，抗ヒスタミン作用があるといわれる．

23．山楂子（さんざし）
バラ科サンザシまたはオオミサンザシの偽果

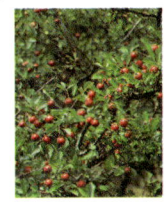

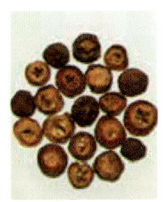

18世紀に朝鮮半島から薬用植物として渡来して以来，日本では観賞用の庭木として定着した．中国では菓子として広く一般に食されている．

●成分
フラボノイド：quercetin など
トリテルペノイド：ursolic acid, oleanolic acid, crataegolic acid など
消化酵素：protease, amylase など
その他：多量の Vitamin C など

●作用
山楂子果肉には抗菌作用，果肉からの抽出物には血管拡張作用，持続的降圧作用，鎮痛作用がある．また，クラテゴール酸には胃酸分泌促進，消化促進作用がある．

24．山梔子（さんしし）
アカネ科のクチナシの果実

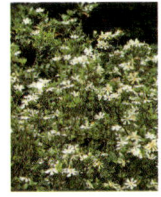

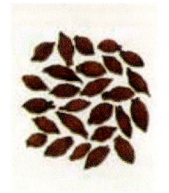

中国中南部で盛んに栽培されており，日本では鹿児島県，高知県で生産される．果実の長い形状のものは水梔子として区別する．

●成分
イリドイド配糖体：geniposide, gentiobioside, gardenoside など
黄色色素：crocin, crocetin など
フラボノイド：gardenin など
その他：脂肪油（種子に 14〜18％），mannitol, β-sitosterol, caffeic acid, rutin など

●作用
漢方では，精神不安や充血，吐血，血尿，下血，黄疸などを伴う疾病に，消炎，止血，解熱，鎮痛，解毒，利胆薬として配合される．

25. 山茱萸（さんしゅゆ）
ミズキ科のサンシュユの偽果の果肉

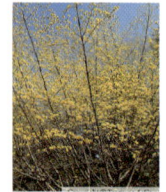

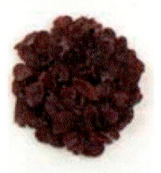

主に中国，朝鮮半島にて自生する．成熟した果実・偽果の種を除き乾燥したものが用いられる．

●成分
イリドイド配糖体：morroniside, loganin, sweroside など
トリテルペノイド：ursolic acid, oleanolic acid など
サポニンなど：cornin など
タンニン：tellimagrandin I・II, isoterchebin, cornusiin A〜C など
有機酸：tartaric acid, malic acid, gallic acid など

●作用
漢方では主に滋養強壮，止汗の目的で配合され，寒・湿状態による疼痛・知覚麻痺・冷えなどの緩和，利尿作用，止尿作用などをもつ．

26. 山椒（さんしょう）
ミカン科のサンショウまたはその他同属植物の成熟果皮の，果皮から分離した種子をできるだけ除いたもの

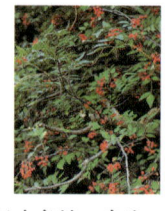

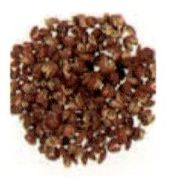

日本各地で自生・栽培されており，特異な芳香，辛味をもつ．

●成分
精油：dl-limonene, citronellal など
辛味成分：sanshool, sanshoamide など
その他：xanthoxylin, xanthoxin, sanshotoxin, タンニンなど

●作用
駆虫，抗菌作用
腹の中の冷えや疼痛，間歇熱を治し，回虫を殺す作用をもつといわれる．漢方処方薬で鎮痛鎮痙薬などに配合される．

27. 山薬（さんやく）
ヤマノイモ科のヤマノイモまたはナガイモの根茎（担根体）

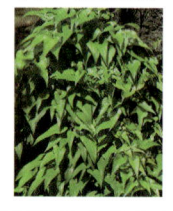

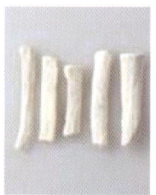

中国産はナガイモで，主に河南省にて生産され，沁陽県（旧懐慶府）に集荷されるので「懐山薬（かいさんやく）」，「淮山薬（わいさんやく）」とも称される．原名は「薯蕷（しょよ）」と称したが，唐の代宗，宋の英宗の諱をさけて「山薬（さんやく）」となったいう歴史的背景がある．日本産はヤマノイモで長野県において収穫される．

●成分
多糖類：でんぷん，糖蛋白質など
ステロール：cholesterol, ergosterol, campesterol, stigmasterol, β-sitosterol など
その他：アミノ酸，choline, allantoin など

●作用
有効成分は未詳であるが，滋養・強壮，止瀉薬として六味丸（ろくみがん），八味地黄丸（はちみじおうがん）などに配剤される．体質改善に用いられる補薬中に応用範囲が広い．

し

28. 地黄（じおう）
ゴマノハグサ科アカヤジオウの根茎をそのまま，もしくは蒸したもの

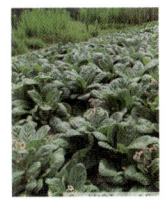

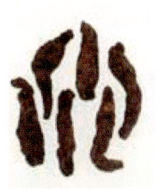

中国や朝鮮半島を主産地とする．補血・強壮・解熱・止瀉・緩下などの目的で，貧血・吐血・または虚弱を対象に方剤に配合され，血液に関連して起こる種々の症候や，水分の代謝・循環障害に関連して起こる種々の症候を治すといわれる．

●成分
イリドイド配糖体：catalpol, aucubin など
ステロール：β-sitosterol など
糖・糖アルコール：mannitol, D-glucose, D-galactose, D-fructose, sucrose, raffinose, stachyose など
その他：arginine などのアミノ酸など

●作用
補血・増血作用，解熱・鎮痛・鎮静作用，血圧降下作用，血糖値抑制作用，止血作用などのさまざまな作用をもつ．

29. 芍薬（しゃくやく）
ボタン科のシャクヤクの根

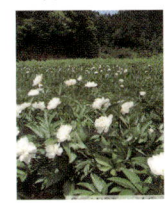

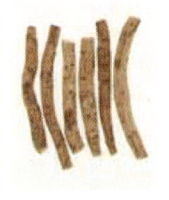

シャクヤクは中国原産の多年草で，生薬の芍薬はひげ根と周皮を除去し乾燥したものである．中国では湯通しをしてから乾燥することもある．主として筋肉が硬くなってひきつれるものや腹痛・頭痛，疼痛，知覚麻痺，腹部膨満感，下痢症状の緩和，化膿性のできものなどにも効果があるといわれる．

●成分
モノテルペン配糖体：paeoniflorin, oxypaeoniflorin, benzoylpaeoniflorin, albiflorin など
その他：paeonol とその配糖体 paeonoside，タンニン，sucrose など

●作用
代表的な薬理作用としては，鎮痛作用をはじめ，抗炎症作用，平滑筋弛緩作用があげられ，筋肉のこりなどに効果があるといわれる．ペオニフロリンには鎮静・鎮痛・抗炎症・血圧降下・血管拡張・平滑筋弛緩作用が，ベンゾイルペオニフロリンには抗凝固作用があるといわれる．

30. 生姜（しょうきょう）
ショウガの根の生のもの

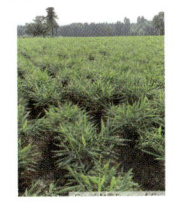

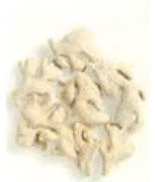

日本薬局方では，ひねしょうがの石灰による乾燥処理を施したものを生姜・乾生姜とし，新鮮な根茎を蒸した後に乾燥させたものを乾姜（かんきょう）としている．漢方では風邪薬，健胃消化薬，鎮吐薬，鎮痛薬などに高頻度に配合される．

●成分
精油：zingiberol, zingiberene, curcumene, sesquiphellandrene, β-pinene,

camphene, limonene, p-cymene, cineol, geraniol, borneol, linarool, neral, geranial, cumene, heptanol, nonanol, nonylaldehyde, decylaldehyde, methylheptenone など

辛味成分：gingerol，加熱産物として zingerone, shogaol など（とくに［6］-gingerol は生姜に多い）

●作用

主として吐き気がしてムカムカするものや，しゃっくりなどに効果をもつといわれる．生姜のもつ芳香には健胃・消化吸収促進作用があり，構成成分のショウガチオールなどの辛味成分には，抗セロトニン作用，セロトニン誘発性体温降下，血小板凝集抑制作用，血管拡張作用，胸のつかえやげっぷなどに対する鎮静・鎮吐作用，下痢・腹痛の緩和作用，新陳代謝促進作用など実にさまざまな作用をもつ．

31．小麦（しょうばく）
イネ科のコムギの種子

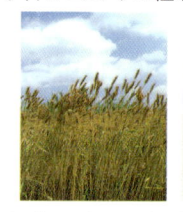

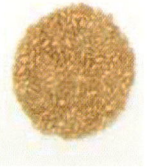

麳（らい）・小麥（しょうばく）・浮小麦（ふしょうばく）などの別名をもち，実が充実した新しいものが良いとされる．元来，食用の小麦を薬用に転用したことから用いられるようになった．

●成分

糖，澱粉，デキストリン，脂肪油，タンパク質など

●作用

熱を除くことによる口渇・咽乾の抑制，利尿作用，外傷による出血・漏血の止血作用などをもち，化膿性の腫れ物や，神経興奮やヒステリーの緩和にも効果があるといわれる．

32．升麻（しょうま）
キンポウゲ科のサラシナショウマまたはその他同属植物の根茎

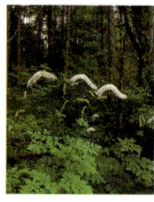

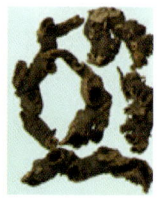

主に中国や北朝鮮で生産され，漢方では黒升麻（くろしょうま）と呼ばれるものを用い，他薬と配合して用いる．

●成分

トリテルペノイド：cimigenol, dahurinol, acerinol, cimicifugoside, cimifugenin など

ステロイド：β-sitosterol, stigmasterol など

その他：cimifugin, norvisnagin, visanagin, isoferulic acid, ferulic acid など

●作用

発汗による解熱作用や脱肛，子宮脱などに効果があるといわれ，麻疹などの発疹を促すことによる解毒作用，癰，痘瘡など皮膚の化膿性疾患の治癒促進，消炎作用，下熱作用，止血作用，疼痛抑制作用による口内炎・扁桃炎・咽頭痛など口腔・咽頭内のただれに対する治癒効果，口臭の抑制効果などをもつ．

33. 辛夷（しんい）
モクレン科のコブシのつぼみ

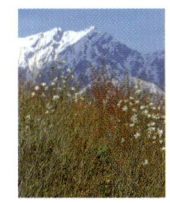

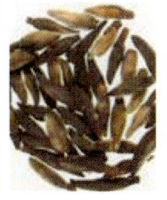

コブシは本州の日本海沿岸地方の山地に自生しているが，薬用のものの大部分は中国から輸入している．鎮静，頭痛の鎮痛薬として鼻炎・蓄膿症に用いられる．

● 成分

精油：リモネン，アサロン，サフロール，メチルオイゲノール，シトラール，アルカロイド

● 作用

頭痛・頭重への鎮静・鎮痛作用や，鼻炎・蓄膿症などへの排膿作用をもち，辛夷（しんい）エキス・マグノサリン・マグノシニンには抗炎症作用があるといわれる．

せ

34. 石膏（せっこう）
長石，方解石などの無水硫酸カルシウム

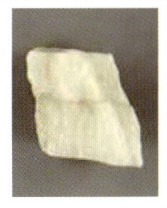

漢方では軟石膏が用いられ，清熱，止渇，鎮静などの目的で他薬と配合して用いる．主として激しい口渇を治すといわれ，うわごと，苦しみもだえるもの，体全体に熱感のあるものを治すといわれる．

● 成分

含水硫酸カルシウム（$CaSO_4 \cdot 2H_2O$），無水硫酸カルシウム（$CaSO_4$），二酸化ケイ素（SiO_2），酸化マグネシウム（MgO），酸化アルミニウム（Al_2O_3），酸化鉄（Fe_2O_3）

● 作用

止渇作用，消炎・解熱・清熱作用，鎮静・鎮痙作用，鎮咳作用，抗アレルギー，解毒作用，収斂作用などをもつといわれる．

35. 川芎（せんきゅう）
セリ科センキュウの根茎

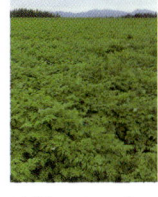

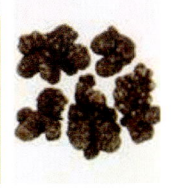

セリ科のセンキュウの根茎．旧名はキュウキュウという．中国四川省で良質品を多産したので川芎（せんきゅう）の名が通用するようになった．日本では北海道で栽培される．フタライド誘導体を主体とする精油を含んでおり，補血，鎮静，鎮痛薬として，貧血症，冷え症，月経不順，月経痛，頭痛・腹痛の緩和などに応用される．

● 成分

精油：ligustilide, cnidilide, neocnidilide, butylphthalide, butylidenephthalide など

● 作用

鎮痛作用，鎮静作用，月経調整作用，補血・増血作用，強壮作用などをもっている．

また，川芎（せんきゅう）の水製エキスには中枢抑制，鎮痛，抗血栓，免疫賦活作用が認められる．

そ

36. 蒼朮（そうじゅつ）
キク科のホソバオケラの根茎

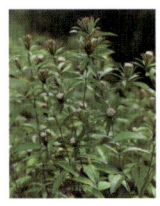

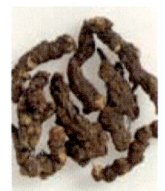

キク科のホソバオケラまたはシナオケラの根茎．2種とも中国産であり，ホソバオケラ基原の蒼朮を南蒼朮，シナオケラ基原の蒼朮を北蒼朮として区別する．一般に南蒼朮のほうが油分が多い傾向にある．その太くなった根茎は，芳香性健胃，利尿，発汗，鎮痛の作用があり，胃下垂や胃アトニー，神経痛，リウマチなどの治療に用いられる．

●成分
精油：ヒネソール，β-オイデスモール，elemol，atractylodin など
●作用
抗炎症作用，鎮静作用，抗消化性潰瘍作用，健胃作用，利胆作用，利尿作用などがあり，βオイデスモールとヒネソーには胃液分泌抑制，抗胃潰瘍，肝障害抑制，小腸運動亢進作用が，βオイデスモール単味では神経筋接合部遮断作用をもつ．

37. 蘇葉（そよう）
シソ科のシソまたはチリメンジソの葉

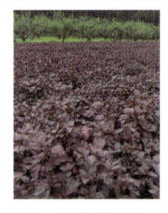

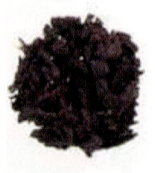

中国，朝鮮半島，日本において広く生産される．種子は紫蘇子と呼ばれ，葉と同様に用いられる．精油を含んでおり，発汗，解熱，鎮咳，鎮痛薬として，気管支炎，胃腸炎などに去痰，消化促進の目的で使用する．また魚肉などの中毒症状に解毒薬としても用いられる．

●成分
アントシアン配糖体の shisonin，アピゲニン，ルテリオリン，ロスマリン酸，perillaldehyde，l-limonene，menthol，caffeic acid，rosmarinic acid など
●作用
主に発汗，鎮咳，鎮静，健胃，解毒作用をもつ．

た

38. 大黄（だいおう）
タデ科のダイオウの根茎

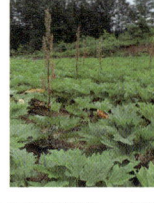

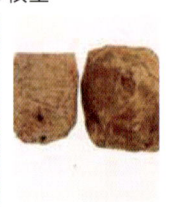

中国四川省，青海省が主産地で，日本では北海道の一部で栽培が行われている．主に大腸に作用し，蠕動促進，瀉下作用をあらわす．

●成分
アントラキノン類：emodin，rhein，aloe-emodin，chrysophanol，physcion など
ジアントロン類：sennoside A～F，sennidin A など
その他の配糖体：lindleyin，stilbene，naphthalene，chromones，phenylbutanone など
タンニン：rhatannin，catechin，epicatechin など
その他：gallic acid，cinnamic acid など

●作用

緩下作用，利胆作用などをもち，健胃薬としても用いられる．成分中のレイン，エモジンには抗菌作用が，リンドレインには抗炎症作用，大黄の水製エキスには鎮静作用を有する．

39. 大棗（たいそう）
クロウメモドキ科ナツメの果実

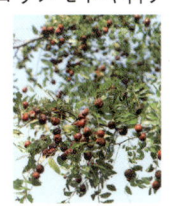

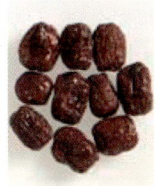

ナツメは南ヨーロッパまたは東アジア原産とされる落葉高木で，その果実を大棗という．一般的には，大きく肥えており，核仁が小さく赤味が強く味の甘美なものが良品であるとされる．生姜との組み合わせで使われることが多く，風邪薬，鎮痛鎮痙薬，精神神経用薬とみなされる処方に配剤される．

●成分

トリテルペン：oleanolic acid, betulinic acid, alphitolic acid および p-coumaric acid のエステル類, ursolic acid など
サポニン：zizyphus saponin など
多糖類：zizyphusarabinan など
その他：malic acid, tartaric acid, cyclic AMP, cyclic GMP など

●作用

緩和，強壮，利尿，鎮痙，鎮咳作用など．また，ジジフスアラビナンは抗補体活性を有するといわれる．

40. 沢瀉（たくしゃ）
オモダカ科，サジオモダカの塊茎の周皮を除いたもの

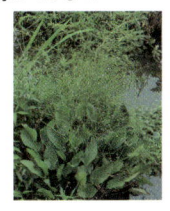

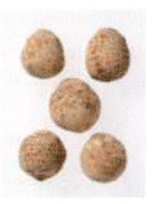

利尿，止渇，小便不利，頻数，めまい，口渇に応用する．

中国の福建，江西省産を「建沢」，四川，貴州，雲南省産を「川沢」という．その他「台湾沢瀉」，「朝鮮沢瀉」，日本産の「信州沢瀉」などがあり，外形がそれぞれ異なる．でん粉，蛋白質のほかアセチルコリン，四環性トリテルペン（アリソールなど）を含む．

●成分

トリテルペノイド：alisol A, B, C およびその acetate など
セスキテルペノイド：alismol, alismoxide など
糖：D-glucose, D-fructose, sucrose, lactose hexaphosphate など
その他：β-sitosterol, アミノ酸, lecithine, choline, K塩, ビタミン類, でんぷんなど

アリスモールには動脈収縮抑制，冠血流量増加作用など

●作用

利尿，止渇薬として，小便不利または頻数，めまい，口渇，胃内停水などに応用される．主として，小便が出にくく，頭が帽子をかぶっているように重く，めまいがするものを治し，口渇を治すといわれる．

ち

41. 知母（ちも）
ユリ科のハナスゲの根茎

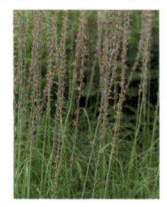

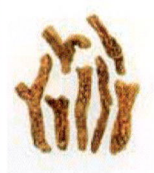

中国河北省に主産する．日本へは享保年間に渡来し栽培されているが，生薬の生産はない．表面の黄褐色毛をつけたものを「毛知母（もうちも）」，除去したものを「光知母（こうちも）」ともいう．ステロイドサポニン約6％を含む．知母（ちも）の水性エキスは，ある程度の血糖降下作用がある．解熱，利尿，鎮静，鎮咳，止瀉薬として，煩熱，口渇などに応用する．

●成分
サポニン：sarsaponin, timosaponin(A-I, A-II, A-III, A-IV, B-I, B-II), neogitogenin など
キサントン配合体：chimonin (= mangiferin), isomangiferin など
ビタミン類：nicotinic acid, pantothenic acid など

●作用
血糖降下，血小板凝集抑制，溶血作用など

42. 猪苓（ちょれい）
サルノコシカケ科，チョレイマイタケの菌核

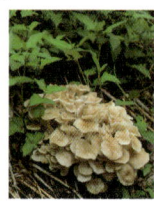

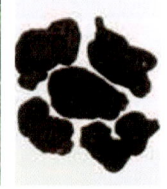

中国の黒龍江から雲南までの各地のカエデ属，カンバ属，シナノキ属，ナラ属，ヤナギ属の林に自生するといわれる．現在は中国から輸入されている．主として，口渇があり，小便の出にくいものをなおすといわれる．

●成分
トリテルペノイド，ergosterol, α-hydroxytetracosanic acid, 多糖体，など

●作用
消炎性利尿，解熱，止渇，止瀉，抗腫瘍，血小板凝集増強作用

43. 陳皮（ちんぴ）
ミカン科ウンシュウミカンの成熟した果皮

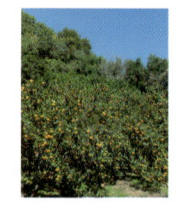

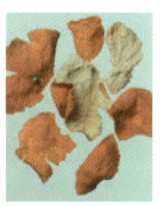

中国ではポンカンおよびその近縁種が用いられる．未成熟な果皮は青皮（せいひ）と呼び，陳皮（ちんぴ）と使い分ける．主に食欲不振や嘔吐，疼痛，咳嗽などの症状に用いる．

●成分
精油：d-limonene, auraptene, auraptin, linalool, terpineol など
フラボン配糖体：hesperidin, naringin, nobiletin など
その他：synephrine, ペクチン，クエン酸など

●作用
中枢抑制，抗痙攣，抗炎症，抗アレルギー作用，芳香性健胃，鎮咳，鎮嘔，去痰，発汗作用などをもつ．

44．天門冬（てんもんどう）
ユリ科クサスギカズラのコルク化した外層を除いた根を蒸したもの

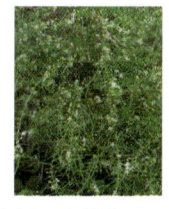

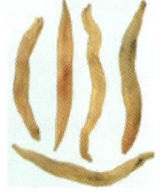

中国の貴州省，四川省，広東省にて生産される．糖尿病性の口渇や乾燥性の便秘に薬能がある．
● 成分
　ステロイドサポニン（Asp-Ⅳ'〜Ⅶ'），デンプンなど
● 作用
　抽出液に抗菌作用，殺虫作用があるといわれている．

と

45．当帰（とうき）
セリ科トウキの根

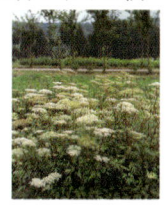

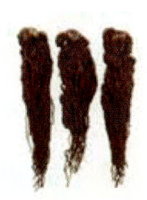

　奈良県や和歌山県，北海道，長野県などで栽培される．中国産当帰は基原種が異なる．血色不良，冷え症，血行障害などを目標に，補血，強壮，鎮痛薬として婦人病などに用いる．血の働きを調和し，排膿や止血に働き，身体のうるおいを保ち，目が赤く腫れて痛むもの，婦人の産後，ふる血の下らないものや大量の性器不正出血などを治し，化膿性腫物を内より除去するといわれる．
● 成分
精油：ligustilide, n-butylidenephthalide, sedanonicacid lactone, safrol など
脂肪酸：palmitic acid, linolic acid など
クマリン誘導体：bergaptene, scopoletin など
ポリアセチレン化合物：falcarinol, falcarindiol, falcarinolone など
その他：vitamin B12, nicotic acid など
● 作用
　補血，増血，血の欝滞，強壮，鎮痛，鎮静，月経調整作用，体を温め冷え性を治す作用などをもつ．また，水製エキスは中枢抑制，鎮痛，抗血栓，免疫賦活作用を有するといわれる．

46．桃仁（とうにん）
バラ科のモモおよびヤマモモの種子

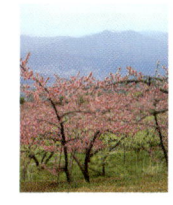

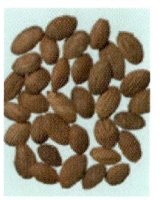

　主に中国の北〜中部に産し，日本でもわずかに産する．脂肪油を 40〜50％を含んでいる．消炎性薬として，下腹部の満痛，腹部の血液の停滞，月経不順，打撲によるうっ血の疼痛，血行不順による関節痛などに応用される．
　主として，血液の停滞，下腹部の膨満して痛むものを治す．したがってまた，虫垂炎など下腹部諸臓器の炎症，月経障害などを治す．
● 成分
青酸配糖体：amygdalin, prunasin など
酵素：emulsin など
その他：citrostadienol, β-sitosterol, ca-

mpesterol, triolein, 可溶性蛋白質, 脂質, 糖質など
●作用
漢方では消炎性駆瘀血作用, 通経作用, 緩下作用, 排膿作用を期待して用いる. 牡丹皮（ぼたんぴ）と並ぶ駆瘀血薬といわれる.

47. 独活（どっかつ）
ウコギ科ウドの根茎

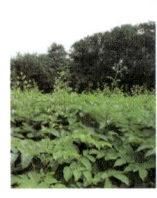

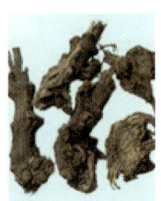

中国の四川省, 貴州省, 湖北省や朝鮮半島, 日本では新潟県, 長野県で産生される. 内部が充実し, 香気の強いものが良品であるといわれる.
●成分
精油, ジテルペン酸, ステロール, 有機酸, アミノ酸
●作用
主に感冒を治し, 痛みを止めるといわれる.

に

48. 人参（にんじん）
ウコギ科のオタネニンジンの根

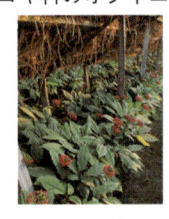

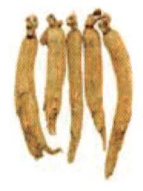

オタネニンジンは北朝鮮や中国東北省原産の多年草であるが, 現在はほとんど栽培品が用いられる. その細根を除いた主根が薬用とされ, 調製法により, 白参（はくさん）, 生干人参（きぼしにんじん）, 御種人参（おたねにんじん）, 紅参（こうじん）などがある. 日本でも栽培が行われている. 大脳皮質の刺激により血圧降下や呼吸促進, インスリン作用の増強, 赤血球数・ヘモグロビン増加などの作用が認められている. はなはだしい全身の機能低下を回復し, さまざまな病邪を除く.

激しい口渇, 頻尿を止め, 苦しみもだえるもの, 飲食の不摂生による嘔吐, 下痢, 四肢の冷え, 息切れ, 呼吸促迫, 呼吸浅表, 腹痛, 自然に汗が出るものを治す. 体液を潤沢にし, 精神不安や動悸を止める. マラリヤのような急性熱性疾患を治す.

●成分
サポニン：ginsenoside Ro, Ra～Rn, 20-glucoginsenoside-Rf など
精油成分：panaxynol (falcarinol), β-elemene, panaxacol, dihidropanaxacol, panaxydol など
脂溶性成分：β-sitosterol, β-sitosterol glucoside など
ペプチドグリカン：panaxan A～H など
糖：D-glucose, D-fructose, sucrose, maltose, trisaccharide A, B, C など
その他：アミノ酸, ペプタイド, 塩基性物質（choline）, ビタミンB群, ATP, arginine など
●作用
中枢興奮, 抗疲労, 抗ストレス, 強壮, 強心, 補精, 鎮静, 健胃整腸, 去痰, 抗糖尿作用. 心下痞（みぞおちのつかえ）を除く作用.

は

49. 麦門冬（ばくもんどう）
ユリ科のジャノヒゲの根の膨大部

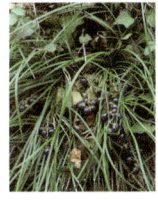

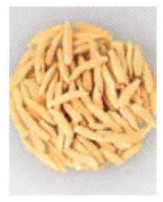

　中国では主に浙江省，四川省に産する．韓国産はヤブラン属植物の根の膨大部である．ステロイドサポニン，糖類などを含む．煩しい熱感を治し，咳嗽を止め，身体のうるおいを保って，熱性，乾性の症候を改善するといわれる．

●成分
ステロイドサポニン：ophiopogoninA～Dなど
ホモイソフラボノイド：ophiopogononeA，Bなど
その他：β-sitosterol，糖類など

●作用
　止渇，鎮咳，去痰，鎮静作用．水製エキスは血糖降下作用を有する．

50. 薄荷（はっか）
シソ科のハッカの地上部

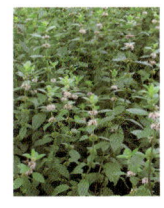

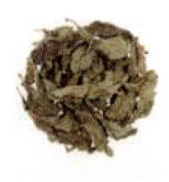

　北海道に主産し，中国では江蘇，浙江省産のものが品質優良である．mentholを主成分とする精油約1％を含む．ハッカ油はmentholの少ないセイヨウハッカからのものが勝っている．芳香性調味，駆風薬として，消化不良，頭痛，めまいなどに応用する．

●成分
精油：l-menthol, acetylmenthol, l-menthone, α-pinene, camphene, l-limoneneなど
苦味成分：piperitone, piperitenone, pulegoneなど

●作用
　発汗，健胃，解熱，鎮痛作用

51. 半夏（はんげ）
サトイモ科カラスビシャクの根茎のコルク層を除去したもの

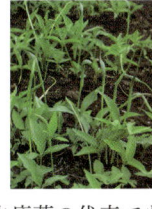

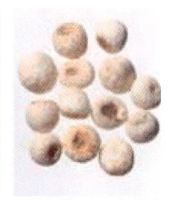

　去痰薬の代表である半夏（はんげ）は，生姜（しょうきょう）との組み合わせで用いられることが多い．主として水分の停滞，代謝障害，嘔吐，胸痛，下から胸腹部につき上げるように膨満するもの，咽喉部の痛み，咳，動悸，腹がゴロゴロ鳴るものを治すといわれる．

●成分
フェノール類：3, 4-dihydroxybenzaldehydeなど
アルカロイド：l-ephedrineなど
アミノ酸：arginine, aspartic acidなど
その他：水溶性多糖，精油成分，β-sitosterol, palmitic acid, シュウ酸カルシウムなど

●作用
　鎮嘔，鎮吐，鎮咳，利尿，去痰作用，胃のつかえをとる，喉の痛みをとる．

ひ

52. 白朮（びゃくじゅつ）

キク科のオケラの根茎の周皮を剥いで調製したもの

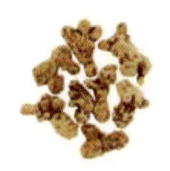

　中国産はオオバナオケラの根茎．精油を含む．白朮は主として水分の偏在・代謝異常を治す漢方でいう水毒を除く要薬として，腎臓機能の減退による尿利の減少または頻数，身体疼痛，胃腸炎，浮腫などに応用する．また，身体の煩しい疼痛，痰，咳嗽，嘔吐など水毒（体液・水分の偏在）による症状，遺精，夢精，帽子をかぶっているように頭が重くめまいがするもの，下痢，唾をたびたび吐いたり，ダラダラと流すものなども治すといわれる．

● 成分

セスキテルペノイド：atractylon, atractylenolide Ⅰ, Ⅱ, Ⅲ など
ポリアセチレン化合物：diacetyl-atractylodiol, (6E, 12E)-tetradecadiene-8, 10-diyne-1, 3-diol diacetate など
水溶性成分：atractan A, B, C など

● 作用

健胃，利尿，止瀉，整腸，止汗作用

ふ

53. 茯苓（ぶくりょう）

サルノコシカケ科マツホドの菌核で通例，外層をほとんど除いたもの

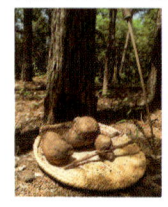

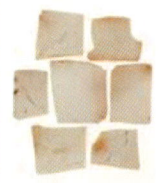

　主として動悸，筋肉が攣縮するものを治し，小便が出にくいもの，めまい，煩悶し（苦しく）てもだえるものを治すといわれる．

● 成分

糖：pachyman など
テルペノイド：eburicoic acid, pachymic acid, dehydroeburicoic acid, 3β-O-acetyltumulosic acid, 3β-O-acetyldehydrotumulosic acid など
ステロール：ergosterol など

● 作用

抗炎症，鎮静，利尿，強壮，腎障害改善，抗胃潰瘍，プロゲステロン増加，心臓収縮作用，放射線障害防護作用．めまい，動悸に奏効．

54. 附子（ぶし）

キンポウゲ科のカラトリカブト（ハナトリカブト）の塊根

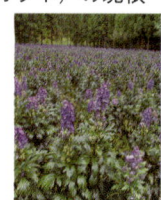

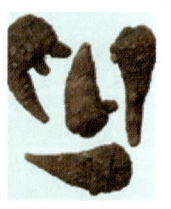

　中国四川，陝西省で栽培される．アコニチンを主体とするアルカロイドを含み，猛毒性であるが減毒して用いる．利

尿，強心，鎮痛作用があり，四肢関節の麻痺，疼痛，虚弱体質者の腰痛，下痢，失精など内臓諸器官の弛緩によって起こる症状の復活に応用する．

主として水分の代謝を盛んにし，水分の偏在を除く．したがって，悪寒，身体，および四肢の関節痛，重だるいもの，知覚麻痺，手足の冷えなどを治す．また，腹痛，遺精や夢精，下痢をも治すといわれる．

●成分
ジテルペンアルカロイド（猛毒性）：アコニチン，ジェスアコニチン，メスアコニチン，ヒプアコニチン

アチシン系（低毒性）：アチシン，コブシン，イグナビン，ソンゴリン

アルカロイド（アコニチンなど）：動物実験により呼吸中枢麻痺，心伝導障害，循環系麻痺，知覚麻痺，運動神経麻痺などの毒性作用を示した．
水煎液は顕著な強心作用をもつが，強い毒性をもつ．
●作用
漢方では鎮痛，強心，興奮，新陳代謝の亢進，利尿作用，四肢関節の痛み，麻痺の回復を期待して使用する．

ほ

55．防已（ぼうい）

ツヅラフジ科のオオツヅラフジのツル性の茎または根茎

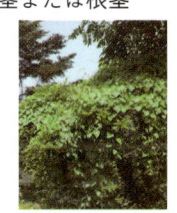

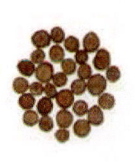

中国では青風藤（せいふうとう）の名で呼ばれる．中国では基原種が異なる粉防已（ふんぼうい），広防已などが防已（ぼうい）として使用される．
●成分
アルカロイド：sinomenine, disinomenine, sinactine, tuduranine, acutumine, acutumidine, magnoflorine, isotetrandrine など

その他：β-sitosterol, stigmasterol など
●作用
漢方では，むくみや関節水腫などに対する利尿作用，抗炎症作用，筋肉痛，関節炎に対する鎮痛作用を期待して配合される．

56．防風（ぼうふう）

セリ科の Saposhnikovia divaricata Schischkin の根

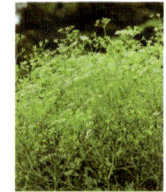

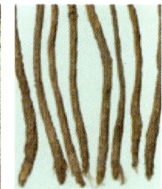

日本でも藤助防風（とうすけぼうふう）の名で少量栽培されている．かつて日本産の浜防風（はまぼうふう）（ハマボウフウの根茎）で代用したことがあるが別物である．中国黒龍江産のものが品質良好である．有効成分は未詳．漢方では消炎排膿薬，鎮痛薬などに配合される．
●成分
フロクマリン類：deltoin, bergapten, psoralen など

クロモン誘導体：hamaudol, cimifigin, 5-0-methylvisamminol など

ポリアセチレン類：falcarindiol など
多糖類：saposhikovan, A, B, C など
●作用
発汗，解熱，鎮痙，解毒，神経痛，リウマチの疼痛緩和．また，クマリン類は抗ヒスタミン，カルシウム拮抗，血小板凝集抑制，発癌プロモーター抑制作用を有するといわれる．

57．樸樕（ぼくそく）
ブナ科クヌギまたはその他近縁植物の樹皮

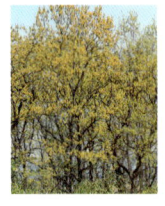

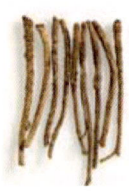

日本では長野県などで産生され，橡木皮（しょうぼくひ），土骨皮（どこっぴ），櫟樹皮（れきじゅひ）などの別名をもつ．

●成分
タンニン，フラボノイド（クエルチトリン）
●作用
タンニンとフラボノイドには収斂作用，抗菌作用があるといわれる．

58．牡丹皮（ぼたんぴ）
ボタン科のボタンの根皮

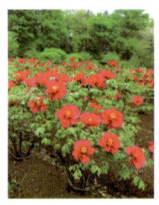

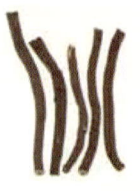

日本では奈良県や長野県などで栽培されている．中国では安徽省産が有名．韓国でも栽培され，中国，韓国から輸入されている．漢方では停滞する血行の障害，腹中のかたまりや更年期の神経症に対し，鎮静，鎮痛薬として，月経の不順・困難などに用いられる．

硬く固まった瘀血（おけつ）を除き，可膿性腫物を治し，月経を通じ，打撲損傷を消退させ，腰痛を治し，煩しい熱感を除くといわれる．

●成分
モノテルペン配糖体：paeoniflorin, oxypaeoniflorin, benzoylpaeoniflorin など
フェノール類：paeonol, paeonoside, paeonolide など
その他：タンニン類（d-catechin），sucrose など
●作用
ペオノールは虫垂炎感染菌への抗菌作用，鎮静，解熱，抗痙攣などの中枢抑制作用，抗炎症作用，ストレス性胃潰瘍抑制，血小板凝集抑制，抗凝血作用などのさまざまな作用を有する．また，モンテルペン配糖体はヒスタミン遊離抑制作用を，タンニンには抗ウイルス作用を有するといわれている．

59．牡蛎（ぼれい）
牡蠣（かき）の貝殻

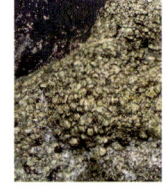

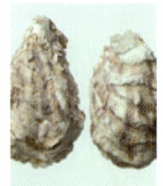

主として胸腹部の動悸を治す．また，精神不安，神経過敏，煩悶（苦しくて）して落ちつかないものも治すといわれる．

●成分
炭酸カルシウム（$CaCO_3$），リン酸カルシウム（$Ca_3(PO_4)_2$）などの無機塩類，アミノ酸類，glycogen, betaine, taurin, vitamin 類など
●作用
鎮静，収斂，抗痙攣，制酸作用．
牡蠣（かき）の水製エキスには経口投与において抗痙攣作用を有する．

ま

60. 麻黄（まおう）
マオウ科の Ephedra sinica Stapf またはその他同属植物の地上茎

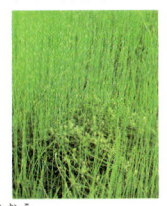

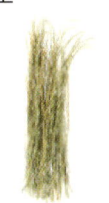

麻黄は内蒙古や中国東北部の原野に自生する小低木で，古くから発汗，解熱，鎮咳，利尿剤として熱性病やぜんそくの治療に頻用されてきた．有効成分のエフェドリンはわが国で最初に研究された植物成分で，喘息治療薬として有名である．また，構成成分の l-エフェドリンは，覚醒剤原料である．

麻黄は胃を障害する可能性が高いので胃腸障害のない実証患者に限って適用する．なお，麻黄の1日最大分量は4gである．

●成分
アルカロイド：l-ephedrine, l-N-methyl-ephedrine, d-pseudoephedrine, ephedradineA～C など
多糖類：ephedran A～E など
その他：タンニン，feruloylhistamine など

●作用
麻黄エキスは鎮咳作用，抗炎症作用，発汗作用を有する．

l-ephedrine は交感神経興奮，気管支弛緩，血圧上昇，中枢興奮作用を有する．

よ

61. 薏苡仁（よくいにん）
イネ科ハトムギの種皮を除いた種子

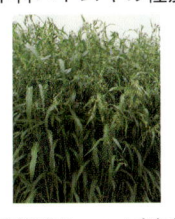

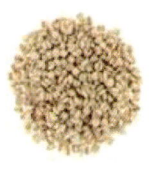

滋養強壮，いぼ取り，肌荒れに用いられる．

●成分
えぐ味成分：3, 4-dihydroxybenzaldehyde の配糖体など
テルペノイド：fredelin, isoarborinol, feruloyl stigmasterol, feruloyl-campesterol, β-sitosterol など
酸性多糖類：coixan A, B, C など
脂肪油：palmitic acid, myristic acid など
その他：でんぷん，タンパク質，coixenolide, アミノ酸，RNase, ビタミン B_1 など

●作用
消炎，利尿，排膿，鎮痛，滋養，強壮作用

コイキサン類は血糖降下作用を，コイキセノリドには抗腫瘍作用を有する．

り

62. 竜骨（りゅうこつ）
古代大型哺乳動物の骨の化石

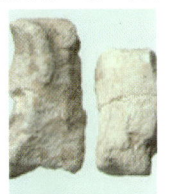

主として炭酸カルシウムから成り，主として下腹部の動悸を治すといわれる．

また異常興奮などの神経過敏なもの，不眠，心悸亢進の治療，遺精，夢精なども治すといわれている．

● 成分

炭酸カルシウム（$CaCO_3$），リン酸カルシウム [$Ca_3(PO_4)_2$] その他無機物質，有機酸など

● 作用

鎮静，収斂，止血作用．水製エキスのラットへの経口投与では体温低下，抗痙攣作用，中枢神経抑制作用がみられた．

63. 竜胆（りゅうたん）

リンドウ科のトウリンドウまたはその他同属植物の根および根茎

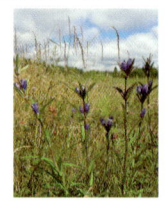

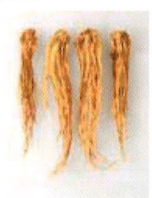

中国東北部で主産され，日本産のササリンドウ，エゾリンドウも代用になりうる．苦味配糖体ゲンチオピクリン，スベルチアマリンなどを含み，苦味健胃，抗炎症薬として，消化器の充血，炎症，尿道炎，リウマチなどに応用する．

梅毒により骨・関節が熱せられるように感じるもの，眼が熱で赤く充血するものを治すといわれる．

● 成分

セコイリドイド配糖体（苦味成分）： gentiopicroside, trifloraside, swertiamarin, benzoyltrifloroside-rindoside など

キサントン誘導体：gentisin など

糖類：gentianose, sucrose など

● 作用

抗アレルギー作用，胃液分泌，胃腸運動作用を有する．

また，スウェルチアマリンは鎮痛作用を，ゲンチオピクロシドは胃液分泌促進作用，腸管運動促進作用を有している．また，竜胆の水製エキスには抗アレルギー作用がある．

（写真は㈱ツムラの提供による）

あとがき

　昨年でしたでしょうか，沖縄の那覇市に住む男性から一本のメールが届きました．

　内容は，癌の放射線治療に伴い唾液腺に障害を受け，口腔乾燥症に悩んでいるというものでありました．

　ご相談の方が漢方治療をご希望なさっていたことからも，すぐさま那覇市内の漢方医をご紹介させて頂いたことがありました．

　最近私たちのもとに，このような漢方についての問い合わせが多くなりました．

　一方，内科，耳鼻咽喉科，歯科などの外来では，口腔乾燥症，舌痛症，味覚障害，口臭など口腔疾患を訴える患者さんが多くなりました．私たちはこれまで，口腔疾患に対して漢方治療の有効性を経験し，漢方薬の持つ計り知れない可能性を体験してきました．

　さらに西洋医学的と東洋医学的な薬物療法を導入すると治療の幅が広がることも実感しました．

　現在，医学部，歯学部，薬学部で漢方医学教育が普及し定着する中，医療人は漢方医学を知らないわけにはいかなくなる時代になりました．本書が，漢方医学の入門書として，先生方のお役に立つことができれば本望です．

　また，今後とも私たちは，本書を読んで頂いた先生方のご意見，ご批判を慎んでお受けしていきます．

　最後になりますが，本書執筆のため，関連領域の敬愛する先覚者の数多くの論文を参考にさせて頂きました．ありがとうございました．

著者一同

索引

あ

アカヤジオウ……………………………81
アコニチン………………………………16,17
アスピリン………………………………5
アセチルサリチル酸……………………5
アトピー性皮膚炎………………………19
アミグダリン……………………………18
アレルギー性鼻炎………………………19
阿Q正伝…………………………………25
イトヒメハギ……………………………72
イネ………………………………………77
医界の鉄椎………………………………25
医食同源…………………………………12
異常味覚…………………………………28
咽頭浮腫…………………………………44
茵蔯蒿（いんちんこう）………………70
茵蔯蒿湯（いんちんこうとう）……22,23,48
陰・陽……………………………………6,7,8
ウスバサイシン…………………………79
ウド………………………………………88
ウンシュウミカン………………………86
烏頭（うず）……………………………16
温清飲（うんせいいん）……22,23,42,43,48
エキス剤…………………………………25
エキス製剤化……………………………5
エゾリンドウ……………………………94
エフェドリン……………………………16,17
オウレン…………………………………71
オオカラスウリ…………………………73
オオツヅラフジ…………………………91
オオミサンザシ…………………………79
オケラ……………………………………90
オタネニンジン…………………………88
御種人参（おたねにんじん）…………88
黄耆（おうぎ）…………………………70
黄芩（おうごん）………………………71
黄芩エキス………………………………71
黄柏（おうばく）………………………71
黄連（おうれん）………………………71
黄連解毒湯（おうれんげどくとう）…12,19,
　28,29,30,42,43,49
黄連湯（おうれんとう）……22,23,30,42,49
横紋筋融解症……………………………15
遠志（おんじ）…………………………72

か

カラスビシャク…………………………89
カラトリカブト…………………………90
カワラヨモギ……………………………70
カンゾウ…………………………………74
加水ハロサイト…………………………73
加熱水抽出………………………………5
加味逍遙散（かみしょうようさん）…32,33,
　34,37,50
牡蠣（かき）の貝殻……………………92
栝楼根（かろこん）……………………73
懐山薬（かいさんやく）………………80
顎関節……………………………50,51,52,55,58
顎関節症…………………………………36,37
葛根（かっこん）………………………72
葛根湯（かっこんとう）……5,12,19,22,23,37,
　50
葛根湯加川芎辛夷（かっこんとうかせんき
　ゅうしんい）…………………………19
滑石（かっせき）………………………73
甘草（かんぞう）………………………15,17,74
甘麦大棗湯（かんばくたいそうとう）…37,51
肝機能障害………………………………15
乾姜（かんきょう）……………………73
寒熱………………………………………8
間質性肺炎………………………………13,14,15
感冒………………………………………19

漢方……………………………………2	コガネバナ………………………………71
漢方医学……………………………2,25	コブシ……………………………………83
漢方処方…………………………………3	コムギ……………………………………82
漢方薬………………………………3,35	ゴシュユ…………………………………77
含水ケイ酸アルミニウム……………73	五行論……………………………………25
含水ケイ酸マグネシウム……………73	五味子（ごみし）………………………78
キカラスウリ…………………………73	五苓散（ごれいさん）…12,22,23,27,41,44,
キキョウ………………………………75	45,53
キハダ…………………………………71	牛膝（ごしつ）…………………………35
キバナオウギ…………………………70	呉茱萸（ごしゅゆ）……………………77
キュウキュウ…………………………83	口渇…………………………………19,26
生干人参（きぼしにんじん）………88	口乾………………………………………26
気管支喘息……………………………19	口腔乾燥……32,33,52,53,57,58,63,65,67
気・血・水…………………………6,7,8	口腔乾燥症……………………26,28,30
枳実（きじつ）………………………75	口腔癌………………45,53,58,61,65,67
桔梗（ききょう）…………………16,75	口臭…………………………30,49,64,65,67
桔梗エキス……………………………75	口内炎……22,23,44,45,48,49,50,52,53,55,
桔梗湯（ききょうとう）……40,41,51	58,59,63,65,67
偽アルドステロン症……………13,14,17	広防已（こうぼうい）…………………91
拮抗成分…………………………………3	光香附（こうこうぶ）…………………76
虚・実………………………………6,8,9	光知母（こうちも）……………………86
虚実判定スコア…………………………9	抗アレルギー作用……………………18
虚証………………………………………9	抗炎症作用………………………………18
禁忌……………………………………13	抗消化性潰瘍作用………………………18
クサスギカズラ………………………87	抗生物質…………………………………18
クズ……………………………………72	更年期障害………………………………19
クチナシ………………………………79	効果の判定………………………………11
クヌギ…………………………………92	厚朴（こうぼく）………………………77
グリチルリチン……………………14,17	皇漢医学…………………………………25
黒升麻（くろしょうま）……………82	紅参（こうじん）………………………88
ケイガイ………………………………75	香蘇散（こうそさん）……………22,23,52
荊芥（けいがい）……………………75	香附子（こうぶし）…………………23,76
桂枝（けいし）………………………35	高血圧……………………………………19
桂枝加朮附湯（けいしかじゅつぶとう）‥22,	黄帝内経…………………………………25
23,27,33,34,52	硬滑石……………………………………73
桂枝湯（けいしとう）…………………12	粳米（こうべい）………………………77
桂皮（けいひ）……………………23,76	
月経不順…………………………………19	**さ**
建沢（けんたく）………………………85	ササリンドウ……………………………94

サジオモダカ	85
サラシナショウマ	82
サンザシ	79
サンシュユ	80
サンショウ	80
柴胡（さいこ）	78
柴胡加竜骨牡蛎湯（さいこかりゅうこつぼれいとう）	19,28,29,53
柴胡桂枝乾姜湯（さいこけいしかんきょうとう）	28,29,54
柴胡桂枝湯（さいこけいしとう）	18,41,55
柴朴湯（さいぼくとう）	18,19,29,33,34,37,55
柴苓湯（さいれいとう）	18,22,23,56
細辛（さいしん）	79
山楂子（さんざし）	79
山梔子（さんしし）	79
山茱萸（さんしゅゆ）	80
山椒（さんしょう）	35,80
山薬（さんやく）	80
シソ	84
シナオケラ	84
シナモン	76
シャクヤク	81
ジャノヒゲ	89
ショウガ	81
四診	8,9
使用方剤	48
紫蘇子（しそし）	84
歯周炎	48,49,50,58,59,62,66
歯周疾患	42,43
地黄（じおう）	18,35,81
滋陰降下湯（じいんこうかとう）	26,27
滋陰降火湯（じいんこうかとう）	26,57
質問表	9
実証	9
瀉下作用	35
芍薬（しゃくやく）	35,81
芍薬甘草湯（しゃくやくかんぞうとう）	37,58
主訴	8
十全大補湯（じゅうぜんたいほとう）	18,22,23,26,27,28,29,33,34,44,45,58
十味敗毒湯（じゅうみはいどくとう）	22,23,59
薯蕷（しょよ）	80
小柴胡湯（しょうさいことう）	13,18,19,22,23,28,29,41,59
小青竜湯（しょうせいりゅうとう）	19
小麦（しょうばく）	82
小麥（しょうばく）	82
升麻（しょうま）	82
生姜（しょうきょう）	81
生薬	3
生薬成分	70
証	6,11,25
証の決定	6
「証」の決定	10
傷寒論	25
橡木皮（しょうぼくひ）	92
触診	8
白川附子（しらかわぶし）	16
辛夷（しんい）	83
信州沢瀉（しんしゅうたくしゃ）	85
ステロイド剤	18
水毒	7
センキュウ	83
センノシド類	17
西洋医学	2
青酸配糖体	18
青皮（せいひ）	86
青風藤（せいふうとう）	91
切診	8
石膏（せっこう）	83
摂食障害	44
舌癌	44
舌診	39

索引―99

舌痛症……28,32,33,34,50,52,55,61,65,67
川芎（せんきゅう）……83
川沢（せんたく）……85
先急後緩……12
蘇葉（そよう）……84
相互作用……13,18
蒼朮（そうじゅつ）……84

た

タルク……73
ダイオウ……84
ダイダイ……75
大棗（たいそう）……85
台湾沢瀉（たいわんたくしゃ）……85
対症療法……19
大黄（だいおう）……16,17,35,84
大建中湯（だいけんちゅうとう）……19
大柴胡湯（だいさいことう）……42,43,60
沢瀉（たくしゃ）……85
チョウセンゴミシ……78
チョレイマイタケ……86
チリメンジソ……84
知母（ちも）……86
中医学……25
中間証……9
猪苓（ちょれい）……86
長石……83
朝鮮沢瀉（ちょうせんたくしゃ）……85
腸閉塞……19
陳皮（ちんぴ）……86
低カリウム血症……15
天門冬（てんもんどう）……87
トウキ……87
トウリンドウ……94
土骨皮（どこっぴ）……92
当帰（とうき）……87
当帰芍薬散（とうきしゃくやくさん）……19, 33,34,61
東洋医学……2

唐厚朴（とうこうぼく）……77
桃仁（とうにん）……18,35,87
独活（どっかつ）……88

な

ナイモウオウギ……70
ナガイモ……80
ナツミカン……75
ナツメ……85
南蒼朮（なんそうじゅつ）……84
軟滑石……73
人参（にんじん）……16,17,88
人参サポニン類……17
人参養栄湯（にんじんようえいとう）……44, 45,61
妊婦……35
飲み方……11

は

ハッカ……89
ハトムギ……93
ハナスゲ……86
ハナトリカブト……90
ハマスゲ……76
排膿散及湯（はいのうさんきゅうとう）……42, 43,62
白参（はくさん）……88
麦門冬（ばくもんどう）……89
麦門冬湯（ばくもんどうとう）……22,23,26,63
八味地黄丸（はちみじおうがん）……26,63
薄荷（はっか）……89
抜歯……51,53,55,58,59,67
抜歯処置……40
半夏（はんげ）……35,89
半夏厚朴湯（はんげこうぼくとう）……28,29, 30,64
半夏瀉心湯（はんげしゃしんとう）……22,23, 28,29,30,33,34,65
白朮（びゃくじゅつ）……90

白虎加人参湯（びゃっこかにんじんとう）‥19,
　22,23,26,28,29,44,45,65
病名処方 ··19
貧血 ··19
プソイドエフェドリン ······························17
浮小麦（ふしょうばく）·························82
附子（ぶし）·······························16,17,35,90
服用方法 ··12
副作用 ···11,13
副腎機能低下改善 ·································18
副鼻腔炎 ··19
腹診 ··8
茯苓（ぶくりょう）·································90
粉防已（ふんぼうい）·····························91
聞診 ··8
併用禁忌 ··14
ホオノキ ··77
ホソバオケラ ·······································84
ボタン ··92
ポンカン ··86
補中益気湯（ほちゅうえっきとう）···18,42,
　43,66
牡丹皮（ぼたんぴ）···························35,92
牡蛎（ぼれい）·······································92
方解石 ··83
放射線性口内炎 ·····································44
芒硝（ぼうしょう）···························18,35
防已（ぼうい）·······································91
防風（ぼうふう）···································91
望診 ··8,39
北五味子（ほくごみし）·························78
北蒼朮（ほくそうじゅつ）·····················84
樸樕（ぼくそく）···································92

ま

マツホド ··90
マンニノトリオース ·······························18
麻黄（まおう）·······························16,17,93
麻黄湯（まおうとう）·····························12

麻子仁（ましにん）·······························35
慢性肝炎 ··19
ミシマサイコ ·······································78
ミオパシー ·····································13,14
未病 ··2,6
味覚異常 ·············28,49,53,55,64,65,67
味覚障害 ··28
脈診 ··8
無水硫酸カルシウム ·····························83
メサコニチン ·······································17
免疫能賦活作用 ·····································18
綿黄耆（めんおうぎ）·····························70
モモ ··87
毛知母（もうちも）·······························86
問診 ··8

や

ヤマノイモ ··80
ヤマモモ ··87
湯本求真 ··25
有害作用 ··17
用法と用量 ··11
薏苡仁（よくいにん）·······················35,93

ら

莱（らい）··82
立効散（りっこうさん）·························23
六君子湯（りっくんしとう）···18,26,27,28,
　29,30,33,34,67
立効散（りっこうさん）···22,33,34,41,44,
　45,67
竜骨（りゅうこつ）·······························93
竜胆（りゅうたん）·······························94
硫酸ナトリウム ·····································18
遼細辛（りょうさいしん）·····················79
櫟樹皮（れきじゅひ）·····························92
魯迅 ··25

わ

和田啓十郎……………………………25
准山薬（わいさんやく）………………80

欧文

Ephedra sinica Stapf………………93
Oryza sativa L………………………77
Saposhnikovia divaricata Schischkin‥91
TJ-1………………………22,23,37,50
TJ-6…………………………22,23,59
TJ-7……………………………26,63
TJ-8……………………………43,60
TJ-9……………………22,23,29,41,59
TJ-10…………………………41,55
TJ-11…………………………29,54
TJ-12…………………………29,53
TJ-14………………22,23,29,31,33,34,65
TJ-15………………………23,29,31,43,49
TJ-16…………………………29,31,64
TJ-17……………22,23,27,41,44,45,53
TJ-18……………………22,23,27,33,34,52
TJ-23………………………………33,34,61
TJ-24………………………33,34,37,50
TJ-29……………………………22,23,26,63
TJ-34……………22,23,26,29,44,45,65
TJ-41……………………………43,66
TJ-43……………………27,29,31,33,34,67
TJ-48……………22,23,27,29,33,34,44,45,58
TJ-57……………………………22,23,43,48
TJ-68……………………………37,58
TJ-70……………………………22,23,52
TJ-72……………………………37,51
TJ-93……………………………27,57
TJ-96………………………29,33,34,37,55
TJ-108…………………………44,45,61
TJ-110……………22,23,33,34,41,44,45,67
TJ-114…………………………22,23,56
TJ-120…………………………22,23,31,49
TJ-122…………………………43,62
TJ-135…………………………22,23,48
TJ-138…………………………41,51

【著者略歴】

王　宝禮（松本歯科大学教授・歯科薬理学講座・附属病院口腔内科）
1960年　大阪府生まれ
1986年　北海道医療大学歯学部卒業後，北海道大学歯学博士，北海道大学歯学部予防歯科学講座助手
1992年から1994年まで米国フロリダ大学歯学部口腔生物学講座研究員，帰国後，大阪歯科大学薬理学講座講師，助教授を経て，
2002年松本歯科大学教授　現在に至る
2008年松本歯科大学附属病院口腔内科（歯科漢方外来）
日本歯科東洋医学会理事，硬組織再生生物学会理事，日本禁煙科学会歯科部門会長，日本歯科人間ドック学会評議員，日本薬理学会評議員，日本歯科薬物療法学会評議員，日本歯科基礎医学会評議員，日本歯周病学会評議員

王　龍三（医師・王医院院長）
1928年　中国生まれ
1955年　京都大学医学部大学院卒業後，京都大学医学博士，京都大学医学部附属病院研修，医学研究所北野病院外科を経て，
1966年　王医院開業，現在に至る
日本内科学会認定医，日本漢方医学会専門医

今日からあなたも口腔漢方医
　―チェアサイドの漢方診療ハンドブック―　ISBN978-4-263-44228-9

2006年11月10日　第1版第1刷発行
2015年12月20日　第1版第4刷発行

著　者　王　　宝　禮
　　　　王　　龍　三
発行者　大　畑　秀　穂
発行所　医歯薬出版株式会社

〒113-8612　東京都文京区本駒込1-7-10
TEL.（03）5395-7638（編集）・7630（販売）
FAX（03）5395-7639（編集）・7633（販売）
http://www.ishiyaku.co.jp/
郵便振替番号 00190-5-13816

乱丁，落丁の際はお取り替えいたします．　　印刷・あづま堂印刷／製本・愛千製本所

© Ishiyaku Publishers, Inc., 2006. Printed in Japan

本書の複製権・翻訳権・翻案権・上映権・譲渡権・貸与権・公衆送信権（送信可能化権を含む）・口述権は，医歯薬出版（株）が保有します．
本書を無断で複製する行為（コピー，スキャン，デジタルデータ化など）は，「私的使用のための複製」などの著作権法上の限られた例外を除き禁じられています．また私的使用に該当する場合であっても，請負業者等の第三者に依頼し上記の行為を行うことは違法となります．

JCOPY ＜（社）出版者著作権管理機構　委託出版物＞
本書をコピーやスキャン等により複製される場合は，そのつど事前に（社）出版者著作権管理機構（電話 03-3513-6969，FAX 03-3513-6979，e-mail：info@jcopy.or.jp）の許諾を得てください．